医者が言
わない薬の真実

隱藏在藥效、疾病、疫苗背後的祕密

藥命真相

鳥集徹 ——— 著
許郁文 ——— 譯

前言

「身體若是有狀況，最好早點去看醫生，接受治療」
「反正只要聽醫師的話就沒錯」
應該有不少人都有這種想法吧？不過，這不一定是正確的。
我們總以為「積極接受檢查，乖乖吃藥，接種疫苗，就能保持健康，長命百歲」，但其實能證明這一點的科學證據非常少。
說得更正確一點，藥物與疫苗的效果其實不如大家所想像，而且很多藥物都有安全疑慮，甚至會產生反效果。
比方說，流感藥物的克流感（學名：奧司他韋）就是其中之一。克流感是全世界最早能抑制流感病毒增殖的藥物，上市之際還被譽為「特效藥」。
不過，之後的臨床試驗卻指出，這款藥物只能縮短半天或一天的病程。

而且《美國醫學會雜誌（JAMA）》這本世界級的醫學期刊也整合了十五個最新的臨床試驗結果（隨機對照試驗），得出「克流感無法預防住院」這個結論。

其實大家也不需要太過吃驚。在這項研究結果出爐之前，就有許多醫師指出克流感的效果不如預期。事實上歐美的醫師就算遇到流感患者，只要症狀不那麼誇張，基本上也不會開藥。

反觀在藥物因為健保而變得便宜的日本就不一樣，只要被診斷為流感，就會立刻開立克流感或是抗流行性感冒的藥物。

其實患者本身也有問題，因為有許多人沒拿到藥就不肯罷休，所以許多醫師才會開立不需要的藥物。

新冠肺炎的藥物也有相同的情況。二〇二二年十一月，日本國產的「XOCOVA」（學名：恩司特韋）批准上市，成為治療新冠肺炎的藥物之一。

最近（二〇二三年六月）我讀了某篇新冠確診的記者所寫的治病經過，他在這篇文章將 XOCOVA 形容成「新冠疫情的特效藥」，但是這款藥物與克流感一樣，在經過臨床試驗之後，都只得出「只能讓症狀縮短一天」的結論。

而且這款藥物非常貴，一錠 125mg 的費用為七千四百零七日圓，每次療程下來都得花費五萬一千八百五十一日圓。當新冠病毒變異為毒性較弱的 Omicron 之後，許多人「不用服藥也能痊癒」，我們真的還需要如此昂貴的藥物嗎？

而除了藥物之外，流感疫苗也有相同的情況。有不少人抱怨自己明明每年都接種疫苗，自己與家人卻還是感染了。

就算出現這類案例也沒什麼好奇怪的，因為本書在第五章會提到，流感疫苗的效果其實也不如大家所想像的那麼高，可是許多公司卻要求員工每年都要接種。

新冠肺炎疫苗也是一樣，明明已經接種了多達五次或六次的疫苗，卻還是陸續傳出「感染新冠肺炎」的病例。許多政治家與專家都不斷地鼓吹「大家一起打疫苗，疫情就會結束」的口號，但應該有不少人都覺得自己被騙了吧。

更糟的是，還有不少人在接種之後死亡或是遇到難以擺脫的後遺症，而這種情況就是所謂的「藥害」。由於在開始接種之後，新冠肺炎的確診與死亡人數開始上升，所以有不少人質疑新冠肺炎疫苗是不是產生了「反效果」。

由此可知，全心相信醫師或是醫療，不一定就能得到想要的結果，然而人們總是容易盲目相信醫療，所以才會如此不幸。

那到底該怎麼做，才能改變這種情況呢？我認為要了解「藥物的真相」。

許多藥物的藥效不如大家所想像。

製藥公司為了賣藥，總是過度吹噓效果和淡化危害。

明明舊藥比新藥安全有效，製藥公司卻為了賺錢，推銷昂貴的新藥。

為了讓患者接受藥物或是疫苗，製藥公司常透過行銷手法強調疾病有多麼可怕。

許多人也因此成為「藥罐子」。

過度依賴醫療只會讓內心充滿不安，無法得到幸福，遺憾的是當新冠疫情爆發，許多人越來越依賴醫療了。

我希望大家注意這類的弊端才撰寫了本書，也希望有更多人能夠閱讀到本書。

鳥集徹

前言

目錄

第二章

疾病是捏造出來的

第三章

藥廠是「賭博企業」

藥廠的「疾病認知廣告」

接種新冠疫苗與「帶狀疱疹」真的沒有關係嗎？

藥廠是營利事業

開發新藥是場豪賭

賭贏了就是效期長達十年的「搖錢樹」

「愛憶欣」的長期生存戰略

超級暢銷藥物「得安穩」的資料竄改疑雲

藥廠會「失控」

統治醫學與醫界的藥廠資金

無法批評藥廠的結構性問題

醫療記者的極限

「預防發病效果 95 %」的衝擊

新冠疫苗也有「誇大效果，淡化危害」的情況

第四章

再沒有比昂貴的新藥更危險的藥物

越是新藥，越需要「注意」的理由

光速承認錯誤的藥物「艾瑞莎」的悲劇

也有進入市場之後，才知道副作用很嚴重的藥物

經過五十年之後「回歸」的二甲雙胍

對效果有疑問，卻以藥價較高的藥物為優先的意義為何？

那個「沙利竇邁」也再度被提起了

在大眾媒體推波助瀾下的「新藥」報導

被媒體過度包裝的「光免疫療法」的現況

獲得諾貝爾獎的「iPS 細胞」成果是？

盡一切方法煽動了眾人的期待之後，卻擺出一副「沒我的事」的態度

未被重視的藥害教訓

第五章

該如何判斷是否需要接種疫苗

全面接種新冠疫苗之後，日本國內的死者人數增加
了解「效果」的數字來源
新冠疫苗的「絕對風險下降率」為0．84％
考慮「疫情」與「感染的風險」
被感染的風險與接種疫苗的風險
流感疫苗的藥效不如想像
無法排除偏差的「病例對照研究」
考科藍文獻回顧的評價
日本厚生省認為「現行的疫苗無法完全避免感染」
再次鼓勵接種的「子宮頸癌疫苗」
計算子宮頸癌疫苗的「接種必要數」
是「公共衛生」重要，還是「個人權益」重要？
有可能「過度診斷、過度治療」的子宮頸癌
不理想的資訊也該公布

第一章

對於藥效總是「過度吹噓」，對風險卻總是「輕描淡寫」

「發病風險約降低30%」的實情是？

大家有想過藥品的「藥效」到底有多強嗎？如果用止痛藥或是抗過敏藥來解釋的話，應該比較容易理解所謂的「藥效」到底是怎麼一回事。

比方說，在頭痛的時候吃止痛藥，結果頭不痛了，我們就會知道「藥效發作了」，再例如因為花粉症而眼睛發癢，不斷地打噴嚏與流鼻水時，只要吃抗過敏藥，過一會兒症狀就會得到緩解。

不管是誰，服用這類效果迅速，「針對特定症狀進行治療」的藥物都能明顯感受到「藥效」。

不過，「降膽固醇藥」的情況又如何呢？根據統計（日本厚生勞動省「令和元年國民健康營養調查」），七十幾歲的日本人約有三成服用這類降膽固醇藥，所以這種降膽固醇藥算是非常常見的。

一般來說，醫生開的降膽固醇藥都是「史他汀」（Statin）這類藥物，例如「普伐他汀」（Pravastatin）、「瑞舒伐他汀」（Rosuvastatin）、「阿托伐他汀（Atorvastatin）等等，在學名（成分名）Statin 前面冠上「〇〇」的藥物都屬於此類。

然而大家了解吃這種藥的目的是什麼嗎？

假設你以為是為了「降低壞膽固醇」，老實說，這不算是正確答案。雖然這種藥的確具有降膽固醇的效果，但如果只有這樣的藥效，無法達到真正的目的。

至於為什麼膽固醇值不能太高呢？答案是因為當膽固醇值長期過高，罹患「動脈硬化」這種血管變硬變脆，血栓與老舊廢物堵住血管的病症風險就會越來越高，罹患心肌梗塞、腦中風（腦梗塞、腦溢血、蜘蛛網膜下腔出血這類症狀）的風險也會跟著升高。

換言之，史他汀這種藥物的用途在於降低膽固醇，預防動脈硬化、心肌梗塞與腦中風，也只有在預防了這些症狀之後，才能算是真的「有效」。

而話說回來，史他汀對於預防心肌梗塞或腦中風的效果又有多少呢？相關說明指出，史他汀能有效降低30%罹患缺血性心臟病（心肌梗塞或狹心症）的風險（日本循環器學會等合同研究班參加學會，「二〇二三年修訂版　冠狀動脈疾病初期預防診療指南」，二〇二三年三月十七日更新）。

應該有不少人在聽到這段說明之中的30%之後，會覺得史他汀是很有效的藥物吧？甚至有些人會以為「一百個人服用這種藥物，會在三十個人身上產生藥效」，而這些都是誤解。所謂的30%是指，假設未服用史他汀的人有一百位，其中的三個人罹患了心肌梗塞，而另一群人在服用史他汀之後，能讓罹患心肌梗塞的人減至兩位，換言之所謂的「約30%」是指罹患人數從三人減至兩人，而這種臨床試驗的數值在醫學界稱為「相對風險下降率」（Relative risk reduction）。

不過實際上，罹患心肌梗塞的人只是從三位減至兩位，所以當分母為整體的一百人時，罹患心肌梗塞的風險不過是從3%減少至2%，換算之下「只減少了1%」。這種以整體人數作為分母，計算風險下降程度的方式在醫學界稱為「絕對風險下降率」（Absolute risk reduction）。

宣稱「減少30％」與標註「減少1％」，給人的感覺完全不一樣對吧？但兩者都是基於相同的臨床試驗所得出的結果，要請大家先記住，選擇以「相對風險下降率」或是「絕對風險下降率」標示藥效，會給人截然不同的印象。

藥廠不會說的「必須治療數」與「絕對風險下降率」

這個結果也能利用其他的數值呈現。試想看看到底要讓多少人吃過藥，才能讓一個人成功預防疾病呢？以史他汀為例，由於史他汀的絕對風險下降率為1％，所以要讓一個人成功預防心肌梗塞，必須讓一百個人服藥，反過來說，其中的九十九人是否服用史他汀，不會影響結果（會心肌梗塞的人就會心肌梗塞，不會的人就是不會）。

根據臨床數據計算，要讓一個人成功預防疾病，需要讓多少人接受檢查、服藥、進行手術或是其他醫學處置的結果，在醫學界稱為「NNT（Number Needed to Treat）」，中文譯為必須治療數。

史他汀的藥效大概就是只有這樣——假設讓一百個人服藥，就能有一個人成功預防心肌梗塞。聽到這裡，可能有人會覺得「蛤？只有這點功效而已？那乾脆不要服用好了」。

其實藥廠在向醫師說明藥效時，習慣展示讓藥效看起來比較明顯的「相對風險下降率」，不太會以藥效看起來較不明顯的「絕對風險下降率」或是「NNT」說明。

我想，會這麼做很正常，因為聽到只能減少1％風險，或是一百個人中只有一人能夠成功預防疾病，想服藥的人應該會大幅減少，醫師也不太會開這種藥給病人。

不過，若想判斷真正的藥效，我認為我們也該了解什麼是「絕對風險下降率」或是「NNT」才對。

那該怎麼做才能知道NNT呢？雖然是英文資訊，但還是建議大家試著瀏覽「The NNT」這個提供大量相關資訊的網站。

這是由美國大學醫院的急診專科醫師經營的網站，其中以最具科學實證與可信度的臨床試驗結果計算NNT，藉此說明各種藥品與醫療處置的結果。

最具科學可信度的是「隨機對照試驗」

順帶一提，這裡說的「最具科學實證與可信度的臨床試驗」是指「隨機對照試驗（RCT=Randomized Controlled Trial）」。

要了解藥效，就得讓一定數量的患者（受測者）服藥，再調查其中有多少比例的人得到痊癒（或是預防疾病）。但是，許多疾病都會自然痊癒，所以光是針對服藥的人調查，也無從得知真正的藥效。

因此，在進行醫學研究時，通常會將一大群患者分成「服用真藥」與「服用假藥（長得很像真藥，但沒有任何效果的藥物＝安慰劑）或是對照藥物」的兩組，試著比較兩組的結果。

但假設某一組有出現恢復健康的人變多的傾向，結果可能也會有所偏頗，因此會以類似抽籤的方式，將受測者平均分成兩組，讓這兩組的屬性（年齡、性別、年收入、健康狀態或是其他屬性）盡可能一致。目前已知的是，這種方式可以消弭統計學上的偏差，而這種方式就稱為「隨機對照試驗（RCT）」。

要想了解藥品的真實藥效，就少不了RCT這一關。以目前的規定來看，凡是要申請新藥，就必須附上RCT資料的論文，而且為了提出更精準的結果，有些研究會整合多筆RCT的資料，而這也稱為統合分析（Meta-Analysis）或是系統文獻回顧（Systematic Review）。

沒有心臟病的人服用史他汀沒有任何好處

除了 RCT 之外，還有許多醫學研究方法，但是，若利用有利於對照組的方式進行臨床試驗，其結果就有可能產生偏差，我們當然也不能盲目地接受這種結果。「The NNT」的資料是根據隨機對照試驗與統合分析計算的結果，所以是可信度最高的資料。

讓我們一起了解這個網站如何評價史他汀吧。

✚為了預防復發，讓有心臟病史的患者連續服用五年史他汀，得到了下列的結果：

・每八十三人有一人康復
・每三十九人有一人預防了非致死性心臟病
・每一百二十五人有一人預防了腦中風

網站的編輯委員根據這項NNT的數據，給予史他汀「綠色」的評價，代表史他汀對患者十分有利，而這些利益高於這項藥物會帶來的危害。

要注意的是，這項評價結果只針對「有心臟病史的患者」，那麼「沒有心臟病史的人」又如何？

✚為了預防心臟病而連續服用史他汀五年，得到了下列的結果（沒有心臟病史）：

・沒有人因為史他汀而得救
・每一百零四人有一人預防了心臟病
・每一百五十四人有一人預防了腦中風

編輯委員根據這個NNT的結果，給予史他汀「紅色」的評價，也就是利益與危害可能相同，或是曖昧不明。換言之，編輯委員認為沒有心臟病史的人就算服用史他汀，也無從得知效果如何。

此外，網站還針對「心血管疾病風險較低的人」評估了史他汀的效果，也讓我們一起了解這個評估的結果。

✚ 讓心血管疾病風險較低的人服用史他汀，得到了下列的結果：

- 就統計結果而言，沒有明顯降低死亡風險的顯著效果
- 每兩百一十七人有一人可預防非致死性心臟病
- 每三百一十三人有一人可預防非致死性腦中風

評定為「紅色」

換言之，編輯委員根據 NNT 的結果，得出沒有心臟病史的人，以及沒有糖尿病、重度肥胖或其他心血管疾病的人，服用史他汀得不到任何好處的結論。

每十人就有一人會出現「肌肉受損」的副作用

該注意的還不只如此。史他汀也有副作用。最該注意的副作用就是「肌肉受損」。以沒有心臟病史的人而言，「每十人就有一人」會出現肌肉受損的副作用，至於沒有心血管疾病的人，「每二十一人就有一人」會出現肌肉受損。

此外，史他汀也有「誘發糖尿病」的副作用。比方說，沒有心臟病史的人，「每五十人就有一人」會出現誘發糖尿病這個副作用，至於沒有心血管疾病的人，則是「每兩百零四人就有一人」。

換句話說，健康的人服用史他汀除了得不到半點好處，還有可能讓肌肉受損或增加糖尿病發作的風險。如果有讀者正在服用史他汀，說不定出現了肌力下滑或是血糖值上升的症狀。

我曾採訪多位致力於讓服用多種藥物的患者減藥的醫師，這些醫師幾乎都把史他汀列為最該停止服用的藥物。只要沒有心肌梗塞、腦中風的病史，也沒有先天性膽固醇異常、重度糖尿病或重度肥胖的問題，服用史他汀幾乎得不到任何好處，還有可能如同前述，出現肌肉受損或是糖尿病發作的副作用。

雖然女性比男性更不容易得到心血管疾病，但是有些五十幾歲或是六十幾歲的女性在停經之後，因為體內激素的減少，導致生理上膽固醇值上升，而開始服用史他汀。

如果對史他汀不放心，或是不知道是否該繼續服用，可以試著與熟識的醫師討論，至少對於大部分的人來說，史他汀不是一停藥就會立刻危及生命的藥物。

對輕度高血壓的人來說，「降血壓藥沒有任何用處」

「The NNT」這個網站除了評估史他汀，也評估多種藥物。接著讓我們一起了解降血壓藥這種具有代表性，也是很多人都正在服用的藥物。

在日本，最多人服用的藥物莫過於降血壓藥。根據日本厚生勞動省的調查，七十歲以上的日本人，居然有超過半數以上（51．7％）長期服用降血壓藥（日本厚勞省，「令和元年國民健康營養調查」）。

而且也與史他汀的情況一樣，許多人都以為服用降血壓藥之後，血壓降了下來，就是「藥效發作」了。

不過，這種藥物原本也不是為了降血壓而開發。當血壓過高，血管就會受傷，動脈就會跟著硬化，也有可能因此而出血，所以服用降血壓藥的目的在於避免因為上述的情況而引起心肌梗塞或是腦中風。

那麼「The NNT」又是如何評估降血壓藥呢？先來看看對於高血壓患者的評估結果。

✚為了預防死亡、心臟病發作與腦中風而連續五年服用降血壓藥的情況：

- 每一百二十五人有一人預防了猝死
- 每六十七人有一人預防了腦中風
- 每一百人有一人預防了心臟病（致死或非致死的心肌梗塞、猝死或是心因性猝死）

評定為「綠色」

雖然也有「每十人有一人出現副作用，因此停止服藥」的報告，但網站認為高血壓患者服用這種降血壓藥，具有一定的意義。

不過，網站也列出了輕度高血壓患者服用降血壓藥的 NNT 結果。

✚為了讓輕度高血壓患者初級預防心血管事件（Adverse Cardiovascular Events）而投以高血壓藥的情況：

・沒有任何人得到益處（無法預防死亡、腦中風、心臟病或是其他的心血管疾病）

評定為「紅色」

此外，也有提到「每十二人有一人出現副作用，因此停止服藥」的報告。從上述資料來看，網站認為輕度高血壓患者服用降血壓藥物沒有任何意義。

這裡說的「輕度高血壓」是指收縮壓 140 ～ 159mmHg，舒張壓為 90 ～ 99mmHg 的情況。

現在的日本高血壓健康指南將收縮壓超過 140mmHg 的情況定義為高血壓，但是若從這個網站的評價來看，就算收縮壓超過 140mmHg，似乎也不需要急著服用降血壓藥。

此外，降血壓藥還有下列的問題。其實許多五十幾歲、六十幾歲的人在診斷出高血壓之後，便會開始服用降血壓藥，但是當我採訪醫師之後才發現，似乎有不少七十幾歲、八十幾歲甚至是九十幾歲的人，都持續服用同一種降血壓藥，而且藥量都維持不變。

隨著年紀增長，肝功能與腎功能會跟著下滑，排毒功能也會跟著衰退，所以藥物的成分也容易殘留在體內。此外，也有可能是因為心臟功能衰退，連帶血壓跟著下降的徵兆。

我聽說有些人不知道自己走路會搖搖晃晃或是時不時放空，是因為自己的血壓太低，有時還因此被別人誤以為是罹患了失智症。

若是覺得自己變老，失去活力，腦袋不清楚，有可能是因為服用太多降血壓藥。

如果擔心的話，建議請教熟識的醫師，問問看能不能減少降血壓藥的用量。

對於抗凝血藥物「阿斯匹靈」的評估

接著讓我們繼續看看其他大家耳熟能詳的藥物吧。

以解熱鎮痛藥物聞名的阿斯匹靈具有抗凝血、抗血小板凝集的效果，因此除了解熱鎮痛之外，有時醫師還會讓患者服用少量的阿斯匹靈，預防血管堵塞造成的心肌梗塞或是腦中風。

「The NNT」是如何評價阿斯匹靈的效果呢？

✚ 為了讓有心臟病、腦中風病史的患者預防心血管疾病而投以阿斯匹靈的情況：

- 每三百三十三人有一人可以預防猝死
- 每五十人有一人可預防心血管方面的問題
- 每七十七人有一人可預防非致命性的心臟病
- 每兩百人有一人可預防非致命性的腦中風

評價為「綠色」

不過，上述是只針對曾發生心肌梗塞或是腦中風的人所得到的結果，若是沒有這類病史的人服用阿斯匹靈，會得到什麼結論呢？

✚ 為了初級預防心臟病或腦中風而服用阿斯匹靈的情況：

・無法預防猝死
・每三百三十三人有一人能預防非致命的心臟病
・無從得知是否預防了缺血性中風

評價為「紅色」

簡單來說，這個網站認為沒有心肌梗塞或是腦中風這類病史的人，服用阿斯匹靈沒有半點好處。

除了上述的結論之外，阿斯匹靈也有一些需要特別注意的部分。這種藥物具有讓凝血速度變慢的效果，所以有時會引起腦溢血這類致命的症狀。

比方說，這部分的資料就指出「每兩百五十人有一人遇到大量出血的問題」。換言之，就算阿斯匹靈能讓每三百三十三人中有一人預防心臟病發作，但是讓人大量出血的風險機率卻遠高於預防心臟病發作功效。

其實阿斯匹靈曾有一段時間被認為可以開給那些有高血壓、糖尿病、血脂異常症或是其他心血管疾病風險較高的人，即使這些人不曾發生心肌梗塞或是腦中風的問題。

可是，日本曾經針對這些人進行臨床試驗。當時將這些人分成兩組，一組讓他們服用阿斯匹靈，另一組則未讓他們服用阿斯匹靈。經過比較之後發現，在預防心血管疾病的部分，幾乎沒有任何差異，而且還發現服用阿斯匹靈的那一組比較容易發生需要輸血或是住院治療的腦溢血。

大部分的醫師應該都知道這個結果，此外，有些人明明沒有心肌梗塞或是腦中風的病史卻還是持續服用阿斯匹靈。建議大家向開立藥物的醫師問清楚，自己到底需不需要阿斯匹靈這種藥物。

服用「華法林」必須小心謹慎

在各種抗凝血的藥物之中，還有一種稱為「華法林」（Warfarin）的藥物。一般來說，華法林會開給患有「心房顫動」這類症狀的患者。

一旦發生「心房顫動」的症狀，心臟中的血液就會變得遲滯，進而形成血栓，當血栓進入血管，就會堵住腦血管，造成「心因性腦中風」。日本職棒「讀賣巨人隊」的終身名譽教練長嶋茂雄就曾經罹患這種心因性腦中風。

前面提過，當患者被診斷出心房顫動這類症狀，醫師會開立華法林，藉此預防心因性腦中風發作，但「The NNT」又是如何評價這款藥物的呢？

✚為了預防因非瓣膜性心房顫動所造成的心因性腦中風，而服用口服抗凝血藥物（無腦中風病史）的情況：

·每四十二人有一人預防了因各種原因而造成的死亡

·每二十五人有一人預防了腦中風

評價為「綠色」

「The NNT」做出有心房顫動症狀的人，適合服用華法林的結論，不過，「The NNT」也同時列出「每二十五人有一人遇到出血問題」；「每三百八十四人有一人遇到顱內出血問題」的資料。

若想在服用華法林時，預防嚴重出血的問題，就必須穩定維持藥物血中濃度，所以得定期抽血檢查，再根據檢查結果微調華法林的用量。此外，目前已知的是，攝取維生素K含量較高的納豆、綠球藻、蔬菜汁，會抵銷華法林的藥效。

所以服用華法林的人務必遵照醫囑，避免不小心出血及注意自己的飲食內容。

近年來，利用「NOAC」這種出血風險較低，又不太受維生素K影響的新型口服抗凝血藥物替代華法林的趨勢越來越明顯。

不過，「NOAC」的徵結點在於價格比華法林更貴。華法林每錠的售價約在十到四十日圓之間，所以一個月只需要支出一千日圓左右，反觀「NOAC」每錠的售價在數百日圓左右，所以一個月得支出一萬多日圓，也就是華法林十倍的價錢。

除了患者本身必須負擔醫療費，全體民眾也會跟著分擔，所以要不要花這麼多錢，讓所有人改服「NOAC」這種藥物，正是問題的徵結之處。

臥病在床的患者需要「骨質疏鬆症藥物」？

讓我們進一步了解那些被評為「紅色」，也就是「不需要服用」的藥物吧。首先要了解的是「讓不曾骨折的停經女性預防骨折」的雙磷酸鹽類藥物（Bisphosphonates）。「骨質疏鬆症」是一種骨頭裡面變得鬆脆的症狀，而醫生通常會開立上述的藥物給這種症狀的患者。現代也有越來越多人因為年紀增長而罹患骨質疏鬆症，而女性在停經之後，讓骨頭保持強壯的雌激素就會減少，所以更容易罹患骨質疏鬆症。

因此，會開始利用雙磷酸鹽類藥物或是其他讓骨頭保持強壯的藥物治療骨質疏鬆症。不過，「The NNT」卻提出不曾骨折的停經女性就算服用這項藥物，「也不會得到任何好處（服用三年，也無法預防骨折）」的結論。

其實在前著《医者が飲まない薬 誰も言えなかった「真実」（暫譯：醫

師不吃的藥　誰也說不出口的「真相」》（寶島社，二〇二三年三月初版）也提過，這種藥物會產生腸胃不適的副作用，也有研究指出，服用這種藥物有可能引起食慾不振、營養失調，陷入讓骨頭變得更加疏鬆的惡性循環。

此外，似乎也有臥病在床的患者服用這種治療骨質疏鬆症的藥物。如果已經臥病在床，就不會因為走路而跌倒，但醫生卻還是一直開立這類藥物給患者。

「維生素D對骨頭有益」的真相

「The NNT」也提出了與骨頭相關的藥物報告。比方說，提出了對於各地高齡患者「預防骨折的維生素D」的評價。大部分的人都已經知道，維生素D能幫助骨頭更快吸收鈣，進而讓骨頭變得更加強壯，所以許多人都會服用一些營養補充品，藉此預防骨折。

不過，這個網站對於這類營養補充品的評價卻是「黑色」，也就是「百害無一利」的評價。這種營養補充品不僅「無法預防骨折」，甚至還出現了

「每三十六人就有一人出現腎結石與腎功能障礙」的資料。

調查對象若是在養老院接受照顧的老年人或是成人，這類營養補充品的評價就截然不同。每三十六人就有一人出現腎結石與腎功能障礙的部分不變，但是在每三十六人卻有一人能夠預防髖關節骨折。在這種情況下，這種營養補充品的評價為「綠色」。

年長者一跌倒，手腕或是髖關節很容易骨折，而髖關節骨折必須動大手術才能治好，所以有不少年長者因此需要旁人照顧生活，「The NNT」應該是認為，這類營養補充品雖然會造成腎結石或腎功能障礙，卻能讓越來越衰老（Frailty）的年長者攝取足夠的維生素D，才如此評價這類營養補充品。

不管這類營養補充品的評價是綠色還是黑色，「The NNT」都認為，正常人不需要為了讓骨頭保持強壯而攝取維生素D，而且攝取維生素D只會讓腎臟承受多餘的負擔。

除了鈣之外，攝取蛋白質或是其他營養，以及從事適度的運動，都是讓骨頭保持強壯的關鍵，而且走出戶外，曬曬太陽（紫外線），人體就會自行製造維生素D，所以在尋求營養補充品的幫助之前，或許我們應該更積極地走出戶外，不要老是把自己關在家裡。

問題在於患者不知道「必須治療數」

在知道上述「The NNT」提供的資料之後，大家應該有一些想法了吧？有些人可能在了解史他汀的資料與評價之後，會覺得：「如果一百個人服用，九十九個人沒效的話，那乾脆不要服用好了」。

有些人可能會覺得：「就算一百個人服用，只有一個人能夠康復，還是會因為擔心病情而服藥」。

我覺得，在得知「The NNT」這個網站存在之後，選擇服藥或不服藥，是患者個人的自由。雖然我個人覺得盡可能不要服藥比較好，也覺得藥物的藥效比不上藥物造成的危害，但是我不會硬要阻止那些「為了放心而服藥」的人。

比起上述的情況，真正的問題在於不知道NNT這項數據。許多人光是聽到醫師說「心肌梗塞的風險會下降30%」，或是只聽到醫師說30%這個數字，抑或「你的膽固醇超標囉」這類說法，就會接受醫師開的藥對吧？

這樣一點都不公開透明，也無從判斷是否應該服藥，所以當醫師準備開藥時，患者應該問醫師「這種藥物能讓每多少人有一人能夠預防疾病或是死亡」或是「每多少人有一人會產生副作用」這類問題。

醫師也該在開藥之前，先調查藥物的NNT，然後告訴患者「這種藥物每多少人能讓一人得救」或是「這種藥物每多少人會有一人出現副作用」，徵得患者的同意再開立藥物。

不過目前由於這類資訊都不夠透明公開，所以讓患者對藥物產生過多的期待，也導致許多藥物被浪費。

各年齡層是否服用藥物的標準不同

雖然「The NNT」沒有提出抗癌藥物的NNT，但是抗癌藥物的NNT也能算得出來。比方說，常用來治療胃癌、大腸癌或是乳癌的「TS-1（Tegafur、Gimeracil、Oteracil Potassium複方製劑）就是其中之一。這種藥物的隨附文件揭露了「日本國內胃癌（二期或三期）患者的臨床試驗結果」。

這項臨床試驗比較了服用TS-1的患者（五百二十九例）與只接受手術治療的患者（五百三十例），發現服用TS-1的患者的死亡風險降低了32%。有鑑於此，TS-1也成為二期或三期胃癌的患者在接受手術治療之後，於標準治療（具有最佳科學實證的治療方式）使用的藥物之一。

不過，這種藥物的NNT又如何呢？就術後三年存活率而言，只接受手術的患者為70．1%，而接受TS-1的患者為80．5%，換言之，二期或三期胃癌的患者在接受手術治療之後，連續三年服用TS-1，大概每十人有一人

（絕對風險下降率10．4％）能免於死亡。

另一方面，這種藥物出現食慾不振、噁心、嘔吐、下痢、嘴破、味覺異常這類副作用的機率也超過5％。此外，也有報告指出，這種藥物在極少數的情況下，會引起骨髓功能抑制、泛發性血管內血液凝固症（DIC）、肝功能障礙、急性腎衰竭這類嚴重的副作用。

雖然能讓每十人有一人在三年內免於死亡，但是每十人卻有九人不見任何療效，只會拉高副作用的風險。這就是根據 NNT 評估 TS-1 的結果，也是 TS-1 的實力。

如果你曾接受胃癌手術，在得知上述的數字之後，你會如何選擇呢？「就算每十人只有一人能夠得救，我也要試試看。」有些人可能會如此選擇，但是，「十個人中有九個人沒用的話，我才不要冒著副作用的風險吃這種藥」也會有人這麼選擇對吧？

如果是年輕人，哪怕只有一點存活的機會，也會想賭上一把，但如果是八十歲或九十歲的人，或許會覺得「自己已經活得夠久了，不需要勉強續命」。

不管最後如何選擇，都沒有所謂的正確或錯誤，簡單來說，要不要服用藥物，除了根據藥物的客觀評估決定，還會因為年齡、健康狀態、家庭環境、有無工作這些周遭的環境與條件，以及個人的價值觀而改變選擇。

標準治療原理主義與藥罐子醫療

遺憾的是，大部分人都不曾從醫師口中聽到這些臨床試驗的結果或是NNT，都只會因為醫師的一句「這是標準治療的程序」而接受了藥物。

尤其近年來，一切依照標準治療流程或是指南進行治療的風氣越來越盛，所以有不少患者聽到醫師說「如果不願接受標準治療，我就沒有能為你做的事情」，然後就此被放棄治療。

我認為，醫師應該向患者說明這些藥物的客觀評估結果，建立尊重患者選擇的文化。

此外，患者也該請醫師說明藥物的 NNT 以及客觀的評估結果。

可惜現況是我們面臨被過度吹噓的藥效，跟被過度淡化的副作用，導致醫師開立了太多多餘的藥物。

如果這個文化再不改變，患者就永遠是個藥罐子。我認為，了解 NNT 是能改變藥罐子醫療文化的一大利器。

第二章

疾病是捏造出來的

降膽固醇藥物在「男女服用率」產生的矛盾

了解史他汀（降膽固醇的藥物）與降血壓藥物的NNT（必須治療數）之後，大家有什麼想法嗎？

以史他汀為例，以「沒有心臟病史的人」持續服用五年的情況為例，每一百零四人有一人能預防心臟病發作，每一百五十四人有一人能預防腦中風，至於能免於死亡的則是零人。

在連續服用五年後的副作用方面，每五十人就有一人出現糖尿病，每十人就有一人增加了肌肉損傷的風險。因此「The NNT」團隊將史他汀這種藥物評斷為利益與害處相同或難以評定的「紅色」，換言之，沒有服用的價值。

但還是有不少人服用這項藥物。第一章也提過，日本厚生勞動省的「令和元年國民健康營養調查」指出，每五位日本成人就有一位（18．8％）服用「降膽固醇藥物（其中大半是史他汀）」。

患者的年紀越高，越有可能被開立史他汀。比方說，過了七十歲之後，約有三成的人（29％）服用史他汀，尤其女性偏多，七十歲以上的女性約有35．4％（男性為22．2％）的比例服用史他汀這款藥物。

真的有這麼多人都需要服用史他汀嗎？而且女性比男性更不健康嗎？

服用史他汀的真正目的其實不是降膽固醇，而是預防心肌梗塞或腦中風。照理說，若單從使用這種藥物的比例來看，應該可以得出女性比男性更容易心肌梗塞或是腦中風才對。

但是，男性罹患心肌梗塞或是腦中風的風險比女性更高，這是從很久以前就知道的資訊。九州大學曾長期以福岡縣久山町的居民為對象，進行了在醫學界非常有名的「久山町研究」。根據這份研究的資料，心肌梗塞的男女比例約為3:1，腦中風則約為2:1（久山町研究二〇〇二到二〇〇九的資料）。

至於為什麼男性罹患心肌梗塞或是腦中風的比例較高呢？一般認為，那是因為男性在高血壓（男性：女性＝3:2）、糖尿病（男性：女性＝2:1）、肥胖（男性：女性 =3:2）、抽菸（男性：女性 =3:1）這類循環系統疾病的風險因子較高。

相較於男性，維持良好生活習慣的女性較多，所以比較不容易得到循系統疾病，但奇怪的是，女性服用降膽固醇藥物的比例反而比較高，大家不覺得這點很矛盾嗎？為什麼女性服用這種藥物的比例會比男性更高呢？

這應該與健康指南有關。膽固醇的標準值一向是由「日本動脈硬化學會」制定，一旦被視為「壞膽固醇」的低密度膽固醇（LDL 膽固醇）超過 140mg/dl，就會被診斷為「高膽固醇血症」。

接著會根據這些人有無慢性病（例如糖尿病、慢性腎臟病）、年齡、性別分類罹患循環系統疾病的風險，再透過治療讓低密度膽固醇下降，例如讓高風險患者的低密度膽固醇降至 120mg/dl 或是低於 100mg/dl，至於中風險的患者則降低至 140mg/dl 以下，低風險的患者則降低至 160mg/dl 以下。

當然，健康指南中未提到超過這類數值，就必須立刻服藥治療。一般來說，都會先試著改善飲食內容以及試著做一些運動，來改善生活習慣，再考慮是否透過藥物治療。

但前面也提過，女性在停經之後，雌激素這種女性荷爾蒙的分泌量會減少，所以低密度膽固醇值會更容易上升，而且只改善生活習慣，也很難讓低密度膽固醇值下降。

或許正是因為如此，許多被診斷出低密度膽固醇值偏高的人在試著改善飲食習慣與適度地運動，卻不見任何成效之後，才會選擇服用史他汀吧。

膽固醇本身沒有「好壞」之分

話說回來，膽固醇真的就那麼十惡不赦嗎？一如前述，低密度膽固醇通常被稱為「壞膽固醇」，但這只是人類基於膽固醇的作用而亂取的名字，膽固醇本身沒有好壞之分。

脂質之一的膽固醇若未經過任何變化很難溶入血液，所以必須與特殊的蛋白質結合成脂蛋白再溶入血液。此時比重比較低的脂蛋白稱為LDL

（低密度）脂蛋白，比重比較高的稱為 HDL（高密度）脂蛋白。

於肝臟合成的膽固醇會被低密度脂蛋白包住，再透過血液載往全身，而各組織多餘的膽固醇則會被高密度脂蛋白包住再被肝臟回收。基於上述的功能，將膽固醇運往全身的 LDL 才被稱為「壞膽固醇」，回收多餘膽固醇的 HDL 才被稱為「好膽固醇」。

膽固醇的重要功能

而且膽固醇在體內扮演了相當重要的角色。膽固醇是身體的重要成分，舉凡細胞膜、男性荷爾蒙、女性荷爾蒙、腎上皮質荷爾蒙、膽汁酸、維生素，都需要膽固醇才能合成。

也有研究指出，低密度膽固醇太少，腦溢血的風險會增加。一般認為，這是因為膽固醇是血管的材料之一，少了膽固醇，血管就容易破裂。

日本人曾有一段時間常出現腦中風（腦梗塞、腦溢血、蜘蛛網膜下腔出血）這類病例，其中又以腦溢血為最多，但有研究學者指出，這類病例之所以減少，與日本人開始常常吃肉，攝取較多膽固醇有關。

此外，膽固醇也與免疫系統有關。也有意見指出，膽固醇值太低，免疫功能會跟著衰退，也更容易罹患癌症。雖然是否會造成短命，不能只看膽固醇值的高低，但的確有調查結果指出，膽固醇太低的人比較短命。

不過，就像是家族性高膽固醇血症這種疾病，有些人天生就是血脂偏高，罹患心肌梗塞與狹心症的風險也偏高，所以或許該透過藥物調降血脂。

由此可知，膽固醇偏高或是偏低都會引起各種問題，但是我們卻在不知道膽固醇有多麼重要的情況下，不斷地被洗腦與誤導，將所有注意力放在膽固醇不好的那一面。

在一九七〇年代之前，沒有人在意膽固醇的高低

為什麼我們會被灌輸「膽固醇是壞的」這種概念呢？一切都是源自下列這段歷史。

各種研究讓我們知道，膽固醇與動脈硬化有關，但是在一九七〇年代之前，很少人知道這一點，也幾乎沒有人在意膽固醇值的高低。

不過，當發明史他汀的美國默克藥廠（Merck）開發的美乏脂（Mevacor）得到美國當局的批准之後，一九八九年，三共公司（現稱第一三共公司）的美百藥鎮（學名：普伐他汀，Pravastatin）、默克藥廠的佐克（學名：辛伐他汀，Simvastatin）、輝瑞藥廠（由安斯泰來製藥負責銷售）的立普妥（學名：阿托伐他汀，Atorvastatin），這些藥物都相繼批准銷售，醫藥市場也瞬間騷動起來，因為醫師可以將這些藥物開給沒有膽固醇問題的正常人。

於一九九〇年代制定的美國國家衛生研究院（NIH）膽固醇官方指南提到，美國境內有一千三百萬人需要使用史他汀治療，而這項官方指南在二〇〇一年修訂之後，需要使用史他汀治療的人數一口氣膨脹至三千六百萬人，到了二〇〇四年之後，這份官方指南又建議，有四千萬人可以因為這項藥物而改善膽固醇。

為什麼需要服用史他汀的患者會一直增加呢？有人認為，是因為在學會具有一定勢力，且負責制定指南的專家與藥廠勾結。在制定二〇〇四年官方指南的九位專家之中，有八位從世界級大藥廠收到報酬，或是得以進行演講、研究與擔任顧問。（Ray Moynihan、Alan Cassels 著，古川 奈々子譯，《怖くて飲めない！：薬を売るために病気はつくられる（暫譯：嚇得不敢吃藥！疾病是為了賣藥而捏造出來的）》，Villagebooks，二〇〇六年十月初版）

製作健康指南的委員有八成以上接受藥廠贊助

我曾主動調查日本的膽固醇指南，結果發現，日本動脈硬化學會二〇一二年版的指南是由十八位製作委員制定，其中有十五人，也就是超過八成以上，都曾經從銷售史他汀這類藥物的藥廠收取獎學金、演講費、顧問費或是其他資金。

尤其臨床系（內分泌內科與循環器內科）的大學醫學部教授的講座，都會從這些公司收到五十至數百萬日圓不等的獎學金，合計多達數千萬日圓。所謂的獎學金就是不限用途的捐款，所以通常會挪作祕書的人事費、出差費或是用來購買消耗品。

此外，該學會也在二〇一二年的指南修訂之後，在日本全國四十七個都道府縣的主要都市，針對醫療相關人士舉辦了推廣指南的講座。在二〇一二年九月到二〇一三年二月這短短的半年內，總共舉辦了六十二次講座，其中至少有五十三次是由十一間銷售史他汀的藥廠擔任協力廠商。簡單來說，該學會與藥廠一起「教育」醫師，告訴醫師透過藥物降低膽固醇的重要性。（鳥集徹，《新薬の罠　子宮頸がん、認知症…10兆円の闇（暫譯：新藥的陷阱　子宮頸癌、失智症…十兆日圓的黑暗）》，文藝春秋，二〇一五年五月初版）。

直到最近，上述的情況仍未有任何改變。該學會在修訂二〇二二年的指南時，又與藥廠一同舉辦了二十三次推廣講座，其中有二十次是與日本製藥公司興和一起舉辦。

興和長期銷售的力清之（學名：匹伐他汀，Pitavastatin）與降低小腸吸收膽固醇功能的依折麥布（Ezetimibe）合成的藥劑（Livazebe）在二〇二二年得到批准，而二〇二二年的指南也推薦這種合劑搭配史他汀的治療方式（日本動脈硬化學會，「動脈硬化類疾病預防指南二〇二二年版」）。

我們無法斷言，這種新藥（合劑）得以銷售，與藥廠舉辦的推廣講座有直接關係，但是，也絕對無法斷言兩者毫無關係對吧？我們很難相信企業會進行毫無報酬的投資。

被「壞膽固醇」這個名稱洗腦

這些講座讓擁有開藥權利的醫師知道，當患者因為超過指南的標準值，罹患心血管疾病或是腦中風的風險增加時，就該積極開立這類藥物給患者，但是，膽固醇的情況卻遠遠不只如此。他們總是利用「壞膽固醇」這個字眼不斷地洗腦大眾，讓大眾覺得高膽固醇的食品很不健康。

其中最常被當成箭靶的就是「雞蛋」，應該有不少人因為聽過「雞蛋一天不要吃超過一顆」這種說法，而不敢吃太多雞蛋對吧？

那為什麼我們一天不要吃超過一顆雞蛋呢？其中之一的根據是日本厚生勞動省制定的「日本人飲食攝取基準」。二〇〇五年版首次制定了膽固醇每日建議攝取量，其中規定成年男性一天不要攝取超過 750mg，成年女性一天不要攝取超過600mg，膽固醇與鈉（食鹽）一樣，被歸類為應該減少攝取的營養素之一。

一顆雞蛋的膽固醇含量約為200～300mg，所以若是吃兩顆、三顆雞蛋，就會立刻超過上限，所以大眾才會以為一天不要吃超過一顆雞蛋。

可是當「日本人飲食攝取基準」在二〇一五年修訂之後，就拿掉了膽固醇的建議值。理由是「這項建議值未得到科學證實」。

其實很久之前就有報告指出，減少透過飲食攝取的膽固醇，血脂值也不會因此快速下降。這件事被證實之後，日本動脈硬化學會也於同年發表「體內的膽固醇值不會因為改善飲食而改變」。

「一天不要吃超過一顆雞蛋」的說法也漸漸地煙消雲散。

我的意思不是一天吃五顆或六顆雞蛋也沒問題，我真正想說的是，就算偶爾想多吃幾顆蛋，也不用太過擔心。

不過，低密度脂蛋白膽固醇已在這段期間被稱為「壞膽固醇」，社會大眾也一直保持著膽固醇是「壞人」的觀念，直到現在，超市的架上都還看得到以零膽固醇為賣點的食用油、美乃滋與醬料。

只要以零膽固醇為賣點，增加商品的附加價值，就能增加獲利，所以對於銷售這類食品的企業來說，膽固醇被當成壞人是再歡迎不過的事情。不過，在這段期間被當成壞人的養雞業者，豈不是承受了無妄之災嗎？

不論如何，透過藥物降低膽固醇這件事催生了「血脂異常症（一開始稱為高脂血症）這種「疾病」，而且當膽固醇被當成壞人，許多人便開始害怕膽固醇，相關的市場也跟著形成與擴大。

七十歲以上的日本人，有半數都在服用「降血壓藥」

同樣的情況也可以在高血壓這種疾病上發生。以降血壓藥物的 NNT 為例，高血壓患者若為了預防死亡、心臟病發作與腦中風而連續五年服藥，

「每一百二十五人有一人可免於死亡」；「每六十七人有一人可預防腦中風」；「每一百人有一人可預防心臟病（致死或非致死心肌梗塞、猝死或是心因性猝死）」。

不過，若是為了預防初級心血管症狀，而讓輕度高血壓患者服用降血壓藥物，是無法預防死亡、心肌梗塞與腦中風的，患者除了未能受惠，每十二人有一人還會出現副作用而不得不停止服藥。

到底有多少人長期服用這類降血壓藥物呢？根據日本令和元年（二〇一九年）國民健康營養調查的資料，成人（二十歲以上）約有三成（30．6％）的人正在服用「降血壓藥物」，七十歲以上的話，則一如前述有超過半數以上（51．7％）的人長期服用，與降膽固醇藥物不同的是，長期服用降血壓藥物的人以男性居多（男性36．2％、女性26．3％）。

換言之，降血壓藥物是超過半數的年長者都在服用的藥物。不過，日本是享譽全世界的長壽之國。雖然降血壓藥物的情況與史他汀類似，但真的有這麼多人得服用降血壓藥物嗎？

高血壓的藥物透過「調降標準值」的方式讓市場擴增兩倍

其實有不少醫師與研究者指出，降血壓藥物的基準值太過嚴苛。

負責制定血壓基準值的日本高血壓學會的指南（二〇一九年版）規定，在醫院測量的血壓高於 140/90mmHg，或是在家中測量的血壓高於 135/85mmHg 的情況，就屬於「高血壓」的情況（第一個數值為收縮壓，第二個數值為舒張壓）。

不過，直到一九九九年為止，高血壓的基準值都是「160/95mmHg」，其實在那個時候，許多醫師都跟病人說「收縮壓不要超過年齡加 90（mmHg）就沒問題」，如果以這個方式計算，七十歲的人的收縮壓不要超過 160mmHg，八十歲的人不要超過 170mmHg 就沒問題。

若問年齡加 90（mmHg）這個公式怎麼來的，主要是源自年紀越大，血管越硬，要讓血液流遍身體每個角落，就必須提高血壓的概念，換言之，血壓隨著年齡上升是再自然不過的事情。

然而當這個基準值下修，服用降血壓藥物的人就會跟著變多，這情況可說是與史他汀如出一轍。從日本厚生勞動省過去的調查來看，在基準值剛下修的二〇〇〇年，三十歲以上長期服用降血壓藥物的人約有20%左右（根據「第五次循環系統疾病患者基礎調查」計算。這項調查後來併入「日本國民健康營養調查」）。

到了二〇一二年，這個數據上升至29%左右，成長幅度約為1.5倍（根據二〇一二年「日本國民健康營養調查」的結果算出三十歲以上的服藥率），降血壓藥物的市場規模也因此跟著成長，一九九〇年代降血壓藥物的市場規模約為五千億日圓，但現在應該已經超過一兆日圓。

當然也有調查指出，血壓越高，心肌梗塞與腦中風的風險會跟著上升，所以無法透過運動或飲食降低血壓的人，透過藥物調降過高的血壓當然沒問題，「The NNT」團體也認為這類降血壓藥物對於收縮壓超過160mmHg的人有幫助，所以將這種藥物評為「綠色」，也就是降血壓藥物帶來的好處高於危害。

但是就如第一章所述，許多年長者都莫名地長期服用降血壓藥物，所以有些人的血壓反而因此太低。其實有不少照顧年長者或是積極為患者減藥的醫師告訴我，他們替疑似失智症的人測量血壓，結果發現這些人的血壓低得太過離譜，而當他們讓這些人停止服用降血壓藥物，他們就變回能自由地表達想法的正常人。

雖然前面提到，年紀越長，血壓越高，但或許是因為八十幾歲或九十幾歲的人，心臟功能已不如往常，所以血壓通常會下降，但是就我印象所及，有許多人因為在六十幾歲、七十幾歲的時候被診斷為高血壓而開始服藥，自此不斷地服用相同的藥物，而且藥量也一直不變。

此外，年紀越長，肝功能與腎功能也越衰退，所以藥物的成分也更容易於體內殘留，導致藥效過強。此外，降血壓藥物也有利尿劑、β受體阻斷劑、鈣離子通道阻斷劑、ACE（血管收縮素轉換酶）抑制劑、ARB（血管張力素II型受體拮抗劑）這些種類，但我知道有些人因為血壓一直降不下來而服用多種降血壓藥物。

血壓越低，或許越能預防心肌梗塞與腦中風，但是基準值太低，卻會造成其他的負面效果擴大。總之我覺得只為了符合基準值而不斷地開立降血壓藥物，不是一件好事。

用於商品行銷的「高血壓」

高血壓與膽固醇一樣，都被當成行銷廣告文案使用。最知名的就是「胡麻麥茶」這類被指定為「適合高血壓的人」飲用的特定保健食品。三得利的電視廣告也以「超過一百三十（mmHg）的話，請諮詢專家」的廣告文案推銷胡麻麥茶。

為什麼是「一百三十」？完全是因為日本高血壓學會的指南提到，在醫院測到的血壓為130～139mmHg或是80～89mmHg屬於「血壓偏高」的情況（在家中測量的血壓為125～134mmHg或是75～84mmHg，也屬於「血壓偏高」的情況）。「血壓偏高」並非高血壓，只是有可能惡化為高血壓，需要多加注意。

胡麻麥茶是根據臨床試驗的資料被指定為「適合血壓偏高的人」使用的特定保健食品。一般來說，食品不得宣稱藥效或療效，但是特定保健食品可根據臨床試驗的資料宣傳促進健康的效果。

胡麻麥茶的成分芝麻胜肽似乎具有調降血壓的效果，卻因為不是經過許可的「降血壓藥物」所以不能像是推薦藥物那樣給高血壓患者服用，甚至這項商品的說明頁面也故意把「適合血壓偏高（收縮壓為130～139mmHg）的人服用」這行注意事項寫得小小的。

話說回來，就算收縮壓為139mmHg，也不算是「高血壓」。到底看了胡麻麥茶的廣告之後，有多少人會覺得胡麻麥茶是以130～139mmHg的人為訴求呢？還是大部分的消費者都會以為胡麻麥茶對於「高血壓的人也有幫助」呢？

前面的調查指出，血壓偏高（130～139mmHg）的正常成人約有15．4％購買這款胡麻麥茶，若是再加上收縮壓超過140mmHg的人，就上升至接近四成的39．2％，如果將範圍縮小至七十歲以上的人，這項數據便會來到接近六成的55．6％。姑且不論企業是否有意誤導消費者，但應該會有越來越多的人以為這項商品「對高血壓的人也有效」而購買。

由此可知，不管是藥物還是食品，只要設立了「基準值」，就能讓目標消費族群的市場擴大，業績也會跟著上升，所以基準值當然是越嚴格越好。

骨質疏鬆症是「疾病」嗎？

除了高膽固醇之外，假藉疾病之名，行賣藥之實的例子還有很多，例如「骨質疏鬆症」就是其中一例。

直到一九九〇年代初期為止，根本沒人聽過骨質疏鬆症。不過，美國藥廠默克在一九九五年開始銷售福善美（學名：Alendronate）這種雙磷酸鹽類藥物。

為了推銷這款藥物，默克藥廠資助許多醫院導入骨密度檢查儀。只要在接受這項檢查之後，發現有許多人低於基準值，願意服用這項藥物的人應該就會增加。據說該公司在正式銷售這項藥物的一年前就開始資助醫院，還真是用心良苦啊。

無獨有偶，在福善美正式銷售的一年多前，世界衛生組織（WHO）也以三十幾歲的人的骨密度為基準，重新定義了骨質疏鬆症，因此停經的女性有30％左右被斷定為骨質疏鬆症。制定這項基準的WHO研究團隊也被踢爆，接受了兩間製藥公司（非默克藥廠）的資金。（引用自《怖くて飲めない！：薬を売るために病気はつくられる（暫譯：嚇得不敢吃藥！疾病是為了賣藥而捏造出來的）》，Villagebooks）。

年紀越長，骨頭越疏鬆，越容易骨折是事實。前面也提過很多遍，女性在停經之後，讓骨頭維持強度的女性荷爾蒙分泌量就會減少，骨質密度也會跟著下降。

但是骨頭會隨著年紀增長而變得疏鬆，本來就是一種自然現象，而且只要不骨折，就不會覺得疼痛，也不會有其他的症狀，所以到底算不算是一種「疾病」，定義是非常模糊的。說得更直白一點，問題根本不在於骨頭疏鬆，而是容易骨折。

前面提過，年長者最大的問題在於跌倒造成的骨折，尤其是手腕與腳的骨頭容易骨折，大腿根部的大腿骨頸部一旦骨折，通常得動手術才能康復，所以有不少人因此需要請看護或是臥病在床。如果真的能透過藥物預防骨折，那麼服藥的好處的確是很明顯。

但情況真是如此嗎？如第一章所述，不曾骨折的女性在停經之後服用雙磷酸鹽類的藥物「沒有半點好處（連續服用三年也無法預防骨折）」，而「The NNT」也根據這項臨床試驗的資料將這類藥物評估為「紅色」，意思是利益與危害相同或是不明。

而且前面也提過，這種藥物會造成食道發炎、胃潰瘍、十二指腸潰瘍、胃部不適這類副作用。要預防跌倒或骨折，必須維持肌力，而要維持肌力就必須運動以及攝取足量的蛋白質與其他營養，然而這款藥物卻會導致食慾低落，所以有醫師認為，這款藥物反而會讓人更容易骨折或是跌倒。

除了雙磷酸鹽這類藥物，治療骨質疏鬆症的藥物還包含 SERM（選擇性雌激素受體調節物）、RANKL 單株抗體、活性維他命 D3 這類藥物。

這些藥物無法立刻讓骨質密度上升，還必須以年為單位，不斷地接受點滴注射或是服用藥錠，才能達到想要的效果。或許是因為時間太長，有報告指出，一年後有五成左右的人未繼續接受治療。

或許是為了幫助患者繼續服藥，公益財團法人骨質疏鬆症財團推出了「骨質疏鬆症手帳」，中外製藥也推出了「骨頭健康手帳」，幫助患者記錄藥物種類、服藥日期以及骨質密度檢查結果，但我們真的只能如此依賴藥物嗎？

如果是曾經因為骨質疏鬆而骨折，或是骨質密度明顯偏低的中高年人，透過上述的手帳監督自己與持續服藥或許是件好事，但如果不是上述這類人，應該先透過運動與飲食強化骨質，努力打造不容易跌倒的身體，才是正確的選擇。

憂鬱症與其他「心理感冒」的活動

接著再為大家舉出一個強迫推銷疾病的例子。那就是「抗憂鬱藥物」。

在過去，日本還沒有將憂鬱、憂傷、悲傷視為「疾病」的文化，在文學或是音樂的領域或許更歡迎這類的情緒。

因此，很少人會認為這些情緒是一種該立刻接受治療的疾病，前往身心科接受治療的憂鬱症患者也沒有那麼多，若真的需要治療，通常都是需要住院的重症患者。

因此，直到一九九〇年為止，抗憂鬱藥物的市場規模僅超過一百七十億日圓而已。在當時，這款藥物所能創造的業績或利潤不高，所以醫藥行銷師（醫藥資訊提供者，Medical Representative），也就是製藥公司的業務員幾乎不會去拜訪精神科醫師推銷這類的藥物。

不過，當「Paxil（學名：帕羅西汀，Paroxetine）」這種新型抗憂鬱藥物在二〇〇〇年於日本市場問世後，原本屬於小眾市場的抗憂鬱藥物便躋身主流藥物之列。

在此之前的主流藥物為「三環抗憂鬱藥」，其有「口乾」、「便祕」、「不易排尿」、「想睡」、「腳步不穩」等獨特的副作用，而「Paxil」則屬於「SSRI（選擇性血清素再回收抑制劑）」這類藥物，被譽為「副作用較少的劃時代抗憂鬱藥物」。

隨著這款藥物問世而產生的是「心理感冒」的宣傳活動。許多電視廣告與媒體都不斷地循環播放下列的訊息。

「首先要說的是，憂鬱症並非過去認定的嚴重疾病，也不是什麼羞於啟齒的疾病，我們不該貶低心理像是感冒了的患者。其次，透過藥物治療憂鬱症，就像是服用止咳糖漿或是抗組織胺藥物一樣簡單，大家不需要多慮。」（Ethan Watters著，阿部 宏美譯，《クレイジー・ライク・アメリカ 心の病はいかに輸出されたか（暫譯：瘋狂如美國：精神疾病是如何輸出的）》，紀伊國屋書店，二〇一三年七月初版）。

當時銷售「Paxil」的製藥公司GSK（葛蘭素史克）也透過電視廣告如此呼籲。

「如果因為憂鬱症痛苦了一個月，請不要獨自忍耐，務必尋求醫師協助」，透過這類廣告手法促使遲遲無法擺脫「憂鬱」、「痛苦」這類情緒的人前往醫療機構接受治療。

不到十年，患者多出兩倍以上，藥物的業績也增加四倍以上

其結果就是接受治療的憂鬱症患者急速增加。日本厚生勞動省的「患者調查」指出，在「Paxil」正式上市之前的一九九九年，憂鬱症患者的人數只有44．1萬人，但是到了二〇〇八年之後，憂鬱症患者的人數便超過了一百萬，足足成長了兩倍有餘。此外，在「SSRI」問世之前的一九九九年，抗憂

鬱藥物的營業額只有兩百億日圓，但是到了二〇〇六年就爆增至八百七十億日圓。

再者，多虧製藥公司的「心理感冒」宣傳活動，前往精神科或是身心科求診的門檻也大幅降低。在過去，許多人都不敢去身心科接受治療，但現在的情況已大不相同，只要是稍具規模的都市，總能在車站前面的大樓看到一兩處心理諮詢診所的招牌，由此可知，已有許多人願意前往這類診所接受治療。

時至今日，「SSRI」或是「SNRI」（正腎上腺素與血清素回收抑制劑）已是日常用藥之一，除了用來治療憂鬱症、恐慌症、社交焦慮症、強迫症，也用於治療經前症候群（PMS）與慢性腰痛。

不過，長期服用「SSRI」或是「SNRI」的人一旦斷藥，很可能會出現極度煩躁或變得具有攻擊性等「戒斷症狀」，戒斷症狀也有可能會惡化。因此，要想停藥就必須逐步減少藥量。

憂鬱症最可怕的地方在於患者崩潰自殺。這類藥物的普及若能減少自殺的案例，那當然是最理想的情況。

問題是，自殺案例在「SSRI」問世之後並未明顯減少，反倒是在「SSRI」問世四年後的二〇〇三年，全年自殺案例超過三萬四千人，這也是歷年最高的記錄。另一方面，隨著前往心理諮詢診所求診的患者增加，同時服用多種抗憂鬱藥物、成癮性抗焦慮藥物（安眠藥）、抗精神病藥物的患者也越來越多，這也成為社會的一大隱憂。

疾病的強迫推銷與沿街叫賣

從上述這些例子不難發現，製藥公司在推出藥物的同時，在檯面上與檯面下都做了不少小動作，例如將之前沒人在意的現象重新定義為「疾病」或是「異常」，或是調高基準值，創造更多的患者，抑或不斷地強調疾病的危險性與煽動民眾不安的情緒，讓民眾乖乖前往醫療機關接受治療。

在歐美，將製藥公司這類行銷手法稱為「Disease Mongering」，意思是「強迫推銷疾病」或是「沿街叫賣疾病」，許多醫師、研究者與記者都大力抨擊這種過度介入醫療的行銷手法。

除了血脂異常症、高血壓、骨質疏鬆症、憂鬱症之外，「胃食道逆流（氫離子幫浦制酸劑）」、「流行性感冒（疫苗或是抗病毒藥物）」、「失智症（失智症藥物）」、「年長者的肺炎（肺炎鏈球菌疫苗）」、「癌症檢查（攝護腺癌的 PSA 值、PET 檢查）」也都被批為強迫推銷的疾病之一。

後面也會提到，大家不覺得新冠肺炎也是被「強迫推銷的疾病」之一嗎？

約有八成的日本人，也就是超過一億的日本人接受了兩次疫苗，但是真的有必要連嬰兒或是小朋友都接受施打嗎？我們又怎麼能忽略恐懼與不安一再被煽動的事實呢？

總之，我希望大家記住的是，所謂的「疾病」不一定真的存在，有可能只是製藥公司為了推銷藥物所捏造的。

第三章

藥廠是「賭博企業」

藥廠的「疾病認知廣告」

「賀！新生活！」

「內心若有所期待與嚮往……」

「要不要試著接種新冠病毒或其他傳染病的疫苗呢？」

不知道大家是否看過一邊播放一家人帶著小孩參加幼兒園或小學開學典禮的畫面，一邊播放上述這類旁白的電視廣告呢？

這是輝瑞製藥公司的「疾病認知廣告」。

「處方藥」與誰都能在藥局購買的「成藥」不同，必須經過醫師的診斷或是拿到處方箋才能取得，而「處方藥」的名稱也不能直接告訴消費者，因為醫藥品、醫療機器這類法律（在台灣是藥事法）的規定，不能透過廣告刺激消費者購買這類藥物的慾望。

因此，製藥公司採取的廣告策略就是不斷地灌輸消費者疾病有多麼可怕，接受檢查有多麼重要，以及告訴消費者有哪些治療方式，讓消費者主動前往醫療機構接受調查，藉此拉高藥物的營業額。

開頭提到的輝瑞藥廠廣告也是呼籲民眾儘快接種新型冠狀病毒疫苗（以下簡稱新冠疫苗）的廣告。由於輝瑞藥廠不能直接在廣告說「一起施打BNT（輝瑞藥廠生產的新冠疫苗），所以只能說「要不要試著接種新冠病毒或其他傳染病的疫苗呢？」。

此外，帶著小朋友參加幼兒園或小學開學典禮的畫面，也是在暗示幼兒與兒童也可以是接種對象。如果事實真是如此，這還真是一部機關算盡的電視廣告啊。

這類疾病認知廣告還有許多例子。在新冠疫苗開始接種之後，「帶狀疱疹疫苗」的電視廣告也很常出現。

「帶狀疱疹的故事」

「五十歲以上的人，免疫力隨著年紀增長而衰退之後，就容易出現帶狀疱疹……」

「據說直到八十歲之前，每三人就有一人會出現帶狀疱疹，身體的某一邊會出現紅色的疹子，而且會伴隨著炙熱般的刺痛，這股疼痛甚至一輩子都無法擺脫」

「五十歲以上的人，除了接受治療，也可以接種疫苗預防帶狀疱疹」

「請大家與醫師諮詢預防與治療帶狀疱疹的方式」

大家是否看過這類旁白的電視廣告呢？這就是GSK（葛蘭素史克）藥廠的疾病認知廣告。

許多人小時候都曾感染「水痘」，而造成水痘的「水痘病毒」就是帶狀疱疹的病因。只要感染過水痘病毒，就算日後痊癒，水痘病毒也會繼續躲在我們的神經節，而當我們的免疫系統因為年紀增長、體力下降，或是承受了巨大的壓力而衰退，這些潛伏在神經節的水痘病毒就會發難，沿著神經路線出現疹子。

一旦帶狀疱疹發作，就會又熱又痛，讓人難以入睡。此外，若不及早治療，神經有可能會受傷，導致一輩子無法擺脫這種疼痛。這就是所謂的「疱疹後神經痛」。如果傷害的範圍擴張至顏面神經，還有可能出現單邊臉部下垂的顏面神經麻痺（俞謝亨特氏症候群，Ramsay Hunt Syndrome, RHS）。

接種新冠疫苗與「帶狀疱疹」真的沒有關係嗎？

我們當然也可以覺得 GSK 的電視廣告是一種「善意提醒」，目的是讓消費者知道年紀越長，越容易罹患帶狀疱疹，而要避開上述這些問題，可以在超過五十歲之後接種疫苗。

不過，要是你知道 GSK 是「欣克疹」（Shingrix）這款帶狀疱疹疫苗的廠商，或許就會從另一個角度看待這個廣告。只要越多人知道，帶狀疱疹會帶來多少痛苦，以及超過五十歲之後，就能施打帶狀疱疹疫苗這些事情，帶狀疱疹疫苗的銷路當然會跟著變好。

而且也有人是以下列這種抽絲剝繭的方式進行分析。以色列與美國的研究報告指出，新冠疫苗會讓帶狀疱疹的發病風險增加，但也有研究結果指出，新冠疫苗與帶狀疱疹是否發作無關，但是大家身邊的現實情況又是如何？難道不覺得在新冠疫苗開始接種之後，罹患帶狀疱疹的人就變多了嗎？

說不定，帶狀疱疹疫苗的電視廣告變多與新冠疫苗的接種並非毫無關係。如果兩者之間真有關係，那麼這樣簡直就像是藥廠在惹禍之後，急著替自己擦屁股一樣，難不成只有我覺得這樣很令人厭惡嗎？

近年來，透過網路播放的疾病認知廣告已取代電視或是報紙，成為主流的廣告手法。比方說，「Luna luna」、「Luna luna medico」，這一款能夠預測女性生理期以及照顧女性身心健康的健康管理 APP，而日本龍頭製藥公司武田藥品工業於二〇二二年四月與負責營運這款 APP 的公司合作，將預防月經異常、止血異常的自我保養項目引入這款 APP。

不過，上述這些自我保養項目又提到，如果知道自己是「類血友病（VWD）」的潛在患者，就應該早點前往醫療機構接受檢查，還會將使用者帶到由武田藥品工業負責營運的資訊網站「類血友病」（Vonwillebrand.jp）。

武田藥品的 VWD 治療藥「Vonvendi 靜脈注射 1300」於二〇二〇年三月二十五日得到製造與銷售的許可，這與前述的網路行銷實在不能說是毫無關係。

不管真相為何，製藥公司的疾病認知廣告或疾病認知活動，絕對與自家產品的行銷策略或是宣傳活動有關。

藥廠是營利事業

或許有些人會覺得生產治療疾病的藥物與開發疫苗的製藥公司，是對人類做出莫大貢獻的偉大企業。

我也不打算否定藥廠的這些貢獻，因為若是沒有藥廠開發的藥物，有些人就無法康復，無法延續生命，甚至現在已不在人世。

不過，藥廠終究是營利企業。雇用了大批員工的藥廠必須不斷地拉高業績與利潤，才能養得起員工與員工的家人。以二〇二一年業績因新冠疫苗而衝上世界第一的輝瑞公司而言，光是在日本國內就聘請了四千名員工，在全世界更是聘請了十萬名以上的員工。

輝瑞必須支付員工足以養家糊口的薪資。且只要是株式會社，就得將利潤回饋給銀行、企業或是個人這些股東。如果無法創造預期的業績或利潤，就會遭受股東的抨擊。

由此可知，就算是製藥公司，只要還是營業企業，就無法擺脫所謂的「資本原理」，也無法擺脫必須不斷地創造業績、利潤，以及增加收入與利益的命運，所以製藥公司當然會透過前述的疾病認知廣告推銷與宣傳藥物，至於這麼做是否符合道德倫理則姑且不論，不過我們也無法苛責想要透過藥品謀利的藥廠，反過來說，我們更應該明白，製藥公司的「使命」就是如此。

開發新藥是場豪賭

除此之外，開發、製造與銷售新藥的先行製造商也因為這個業界的生態，而有不得不拉高業績與利益的壓力。那就是開發新藥往往需要耗費大量的金錢與時間。

一般來說，要推出一款新藥，通常得投資數百億甚至是數千億日圓，因為要找到適合製作新藥的原料，以及取得銷售與販賣的許可，通常得耗費九到十七年的時間。

新藥的開發是從找出相關化合物或是製作相關化合物的階段開始，而這個階段就得耗費二到三年的時間。接著是進行細胞實驗、動物實驗，以及進行臨床前試驗，從可作為新藥的眾多化合物之中，找出適當的化合物。這個階段也需要耗費三到五年左右的時間。

找到可作為新藥的化合物之後，接著要進行臨床試驗，也就是人體試驗，這部分的試驗會於下列三個階段進行。

第一階段會以人數較少的健康成人為實驗對象，以逐步增加藥量的方式，確認安全用藥量，招募人體試驗受測者就是在這個階段。

第二階段會以十名或百名的患者作為受試者，找出安全用藥量與藥效的運作方式。此外，市面上若已經有標準藥物，就會讓服用標準藥物的患者與服用新藥的患者進行比較，藉此了解新藥與標準藥物在安全性與藥效上的差異。

第三階段會以百名或是千名患者作為受試者，比較藥物的安全性與藥效。此時採用的臨床試驗方法就是在第一章介紹的隨機對照試驗（RCT），也就是將受試者分成實際服用新藥的群組（實驗組），以及服用與新藥類似的安慰劑群組（對照組）或是服用標準藥物的群組（標準藥物組），藉此比較發生副作用的頻率以及發病率。

要完成上述這三個試驗，大概需要耗費三到七年的時間，而且不是所有作為新藥候選的化合物都能通過上述這些難關。根據日本製藥工業協會的統計，在二〇一七到二〇二一年這段期間，藥廠總共提出了四十萬三千三百八十八種化合物，其中只有一百七十八種得以進入臨床前試驗，至於進入臨床試驗的只有五十種，取得國家許可的化合物只有十九種（《日本製藥工業協會 DATA BOOK 2023》）。

換言之，作為新藥候選的化合物要能當成藥物出售，成功機率僅有微乎其微的兩萬五千分之一，我們甚至可將新藥成功問世視為某種奇蹟。從這點來看，便會不由自主地敬佩那些努力不懈的藥廠開發人員。

前面也提過，要通過上述所有階段，往往得投資數百億到數千億日圓的開發費用，這些費用大部分都是支付給醫療機構或是檢驗公司的費用，以及製藥公司本身的人事費或是設備費。這意味著，製藥公司得在投資如此龐大的金錢與時間之後才能夠推出新藥。

賭贏了就是效期長達十年的「搖錢樹」

投資了猶如天文數字的開發費用之後，必須取得製造與銷售的許可，才能讓新藥上市。如果能夠突破這一連串的難關，製藥公司才有機會創造難以想像的營業額與利益。

比方說，足以代表日本的製藥公司之一「衛采」（Eisai）在一九九六年開發了愛憶欣（Aricept，學名：Donepezil）這種失智症藥物。愛憶欣問世時，被譽為是世界首見的阿茲海默症藥物，能夠有效抑制阿茲海默症惡化，在銷售量達到巔峰的二〇〇九年，光是日本國內就創造了一千億日圓的營業額，在全世界則創造了三千兩百億日圓的營業額。

或許某些讀者的家人也因為被診斷出失智症，而正在服用這款藥物。

這種能在全世界創造年度業績超過一千萬日圓的暢銷藥物在製藥藥界稱為「Block Buster」。只要能開發出這種藥物，就算投資了五百億日圓的開發費，也能在一年之內回本。

而且專利權的保護期間為十年，所以在這十年之內，其他製造廠商不能使用相同的主成分開發新藥，所以先開發出新藥的廠商也能藉此壟斷市場。換言之，光是開發出一種新藥，就能保證在十年之內，年年創造一千億日圓以上的業績。對於製藥公司來說，這種暢銷藥物就是「聚寶盆」。

不過，成功闖到三期臨床試驗才發現有安全問題，或是無法證實藥效，因此無法取得許可的話該怎麼辦？

又或者好不容易取得許可，才發現有安全疑慮或是藥效不如預期，醫師不願開立的話，又會怎麼樣？答案就是無法回收幾百億日圓的開發費用，還有可能帶給公司莫大的損失。

所以推出新藥的製藥公司才會「過度吹噓」藥效，卻總是對風險「輕描淡寫」。

「愛憶欣」的長期生存戰略

以愛憶欣這款藥物為例，它在得到許可之前，就被譽為全世界首見的失智症治療藥物，許多報紙與電視都爭相報導，醫師與照顧失智症患者而身心俱疲的家屬也對這款藥物抱以莫大的期待。

自一九九六年問世以來，只要被診斷為阿茲海默型失智症，都會優先開立愛憶欣與相關的學名藥，直到現在，仍有許多人服用這類藥物。

不過，很早就有失智症患者以及從事高齡患者相關治療的醫師，對愛憶欣這款藥物提出質疑。儘管每個人的體質不同，但是這些醫師認為，愛憶欣不具備預期的藥效。其實從愛憶欣的試驗結果也可以發現，症狀並未明顯改善，失智症患者的家人也不覺得患者的狀況真的好轉了。

另一方面，愛憶欣也有所謂的副作用，最明顯的就是會變得易怒、情緒不穩、失眠與食慾不振。許多人一停止服用愛憶欣，這些副作用就跟著消失，但大部分的人都以為這些症狀源自失智症，也有患者是因為追加了抗精神病藥物而變得行動不便。

由於藥效不如預期，再加上會出現的副作用，所以法國政府從二〇一八年八月開始，將愛憶欣以及其他三種失智症藥物（利憶靈、憶思能、美憶）踢出保險理賠藥物之外，這意味著法國政府認為，與其服用這類藥物，失智症患者更應該接受適當的治療。

不過，直到現在，日本都將愛憶欣列為保險理賠藥物，至少負責製造與銷售的衛采不會想讓大眾知道愛憶欣的藥效不彰或是副作用。

儘管藥效不彰與副作用如此明顯，衛采還是在二〇一四年九月取得路易體失智症治療藥物的許可。目前已知的是，路易體失智症是一種容易出現幻視或幻想的失智症，也有藥物過敏反應的問題，所以有意見指出，應該謹慎審核愛憶欣的適用範圍，但即便如此，愛憶欣還是取得了路易體失智症治療藥物的許可。

該公司之所以希望愛憶欣的適用範圍能夠擴大，是因為在愛憶欣的專利失效之後，出現了許多學名藥，他們希望自家公司的藥物能夠繼續保有優勢。其實學名藥也在二〇一九年三月取得了路易體失智症治療藥物的許可，比專利藥晚了五年左右。換言之，在這段期間，愛憶欣至少能獨占路易體失智症相關藥物的市場。

就算有人質疑藥效與副作用，只要製藥公司能像這樣盡可能地延續暢銷藥物的壽命，盡可能地拉長獲利期間，就能達成自家公司的目的。

超級暢銷藥物「得安穩」的資料竄改疑雲

除此之外，製藥公司有時會不惜竄改資料，藉此讓業績與利潤極大化。最典型的案例之一就是「得安穩（Diovan）事件」。

一九九九年，總公司設立於瑞士的製藥公司諾華開始銷售「得安穩（學名：Valsartan）」這款新藥。所謂的得安穩是一種「ARB（血管收縮素Ⅱ受體阻斷劑）藥物，在當時屬於新型的降血壓藥物。

得安穩在日本京都府立醫科大學進行的京都Heart研究（KHS）、慈惠醫科大學進行的慈惠Heart研究（JHS），以及其他三所日本國內大學的臨床試驗之中，得出比其他的降血壓藥物能顯著預防心肌梗塞與腦中風的結果，所以便成為每年創造一千四百億日圓營業額的超級暢銷藥物。

不過，多位研究學者卻於二〇一四年指出，上述這些臨床試驗的資料不太正常，有資料遭到竄改的疑慮。在進行臨床試驗的各大學自行進行調查以及媒體的揭露之後才發現，諾華製藥公司的前員工都參與了這些臨床試驗的統計分析。

更誇張的是，諾華藥廠還透過一些檯面下的手法，讓各大學的醫師幫忙掛名論文，從臨床研究的企業到圖表的製作，都由該公司一手包辦，全程參與研究，後來也進一步發現這五間大學總共收到了十一億三千萬日圓的捐款。

二〇一四年六月，諾華藥廠與參與上述臨床試驗的該公司前員工，都因為違反舊藥事法的廣告不實罪而被逮捕，該公司與該名前員工在第一審、第二審都獲判無罪，最後最高法院在二〇二一年六月放棄上訴，全案無罪定讞。

不過，五所大學卻因為得安穩臨床試驗的論文有問題而撤銷論文。換言之這些大學認為得安穩的資料不具可信度，無法證實得安穩比其他降血壓藥物更有效。

儘管如此，許多醫師還是相信得安穩的資料，還是繼續開立這款藥物，之後藥物也因此成為年度營業額高達一千四百億日圓的暢銷藥物。製藥公司或許會因此而暗自竊喜，但大家別忘了，這些營業額或是利潤有絕大部分都是我們支付的健保費。

藥廠會「失控」

由此可知，製藥公司就是被質疑，也想拼命推銷新藥的企業。

只要成功就能賺大錢，但一旦失敗就會損失慘重。藥廠開發新藥就像是在「賭博」，不是大好就是大壞，絕對不是為了拯救世人而開發藥物的「慈善事業」。

吹噓藥效，淡化副作用本來就是受資本理論支配的製藥公司本性，所以我們必須從一開始就監視製藥公司，看看製藥公司是否失控。

得安穩事件爆發時，這類監視機制的確發揮作用，也讓製藥公司捏造資料的事情被踢爆，但這類監視機制不是每次都會發揮作用。

照理說，站在批評的角度嚴格審核臨床試驗結果，從中找出不合理之處，是有能力審核臨床試驗論文的醫學研究者的責任，報章雜誌、電視臺的新聞倫理也有一邊仰賴醫學研究者的協助，一邊監視製藥公司是否失控的責任。

遺憾的是，能嚴格審核製藥公司的論文，指出當中不當之處的醫學研究者可說是鳳毛麟角。再者，能嚴格監控醫界與製藥公司，探討箇中真相的記者也十分少見。

統治醫學與醫界的藥廠資金

這是為什麼呢？其實第二章的時候已經稍微提過，之所以無法嚴格監視醫學研究，在於製藥業界的大筆資金流入了醫學界。

前面提過，「研究費與開發費」是非常龐大的支出，製藥公司必須拜託大學醫院或是癌症中心進行試驗，或是在新藥上市之後進行臨床研究，而這段期間的人事費與資料收集等相關費用，都是由製藥公司支付。

其次的大筆支出則是「學術研究贊助費」，其中包含提供給大學講座的「獎學金」或是捐給醫學會的「學會贊助金」。此外，製藥公司會以振興學術的名目設立財團，贊助醫師的研究費用，或是贊助年輕醫師留學所需的費用。

第三種費用是製藥公司會以主辦或協辦的角色舉辦講座，再支付擔任講師的醫師「演講費」，或是請醫師在手冊上撰寫一些說明，再支付「稿費」，有時還會請醫師擔任開發新藥的顧問，然後支付「顧問費」給醫師，這些費用都是支付給醫師個人的，所以有些醫師光靠這些收入就能年收兩千萬日圓。

如果沒有製藥公司的研發費或獎學金，經濟窘困的日本大學醫院或是癌症中心就勢必得縮小研究規模，也不可能在大型旅館或是會議中心召開大型學術研討會，只能選在小型會議廳，開一些無償的研討會。

一如第二章所述，制定診療指南的委員，以及在各醫學會擔任幹部的大學教授，通常都是由製藥公司贊助研究活動，教授本身也會收取報酬，或許也是因為這樣，所以診療指南才通常是替新藥說好話的內容。

看到這裡，或許會有人反駁「就算是這樣，也不可能配合製藥公司扭曲研究結果」；「我們還是會嚴格審核試驗的結果，該對製藥公司說什麼，就會說什麼」，事實上，當事人似乎也是這麼想的。

無法批評藥廠的結構性問題

不過，製藥公司畢竟是民營企業，不可能會隨便投資無法回收的標的，所以製藥公司的策略，就是贊助那些對新藥或疫苗抱有期待的年輕醫師，讓這些年輕醫師出國留學或是進行研究，讓他們有機會累積經驗，幫助他們步步高昇，直到這些年輕醫師在大學或是學會成為領袖為止。

製藥業界的相關人士將這些會替藥廠說好話，積極配合藥廠的醫師稱為「KOL（意見領袖）」。由於這些由藥廠培養的人材成為學會的主流，所以要期待醫學界監督製藥公司，實在是像請鬼拿藥單一樣。

除了醫學界與醫療相關人士之外，電視臺或是報社也收了製藥公司的廣告費。除了本章開頭提到的疾病認知廣告之外，能在藥局買到的頭痛藥、感冒藥、花粉症藥、眼藥、便祕藥、營養補充品以及其他成藥的電視廣告、報章雜誌廣告都是其中一例，例子不勝枚舉。

照道理來說，就算製藥公司花錢買廣告，電視臺或是報章雜誌的公司也必須堅守中立的立場與說出事實，不能對製藥公司有所顧忌。在過去，某些電視臺或是報章雜誌的編輯部或是新聞部，的確認為自己有所謂的社會責任以及報導真相的使命，所以不甩高層的指示，也不忌憚贊助商的勢力。

但隨著網路媒體發達，電視或是報章雜誌這類舊媒體的觀眾或是訂閱戶已大量流失，所以能花大錢購買廣告的贊助商也因此變得更強勢。為了讓贊助商持續買廣告，媒體或是編輯部在報導新聞時，當然會變得有所顧忌。其實就連撰寫週刊雜誌報導的筆者，也曾在製藥公司還會花錢買廣告的時候與製藥公司對抗，導致批判某種藥物的報導連續好幾週都登不上版面。或許也是因為這樣，在那篇報導刊出時，那一期週刊的廣告標題變得特別小。

醫療記者的極限

另一個媒體難以批判醫學界或是醫療業界的理由，就是撰寫醫藥報導的記者或是外包編輯，缺乏醫療相關知識。

要撰寫醫藥相關報導需要具備相當的專業知識，沒念過醫學或藥學的記者與外包編輯，很難只憑自己的臆測寫出具有說服力的報導，而且，若是寫了一些不符合醫學實證的內容，或是誘導民眾接受奇怪的民俗療法，醫師也會因為這些內容有可能危及讀者的健康與拖延病情而抨擊內容。

因此，為了證明報導的內容符合醫學實證，通常會請大學教授或是知名的醫師寫一些意見與背書，如此一來，就算有人抗議，也能主張「是那位醫師說的」，替自己辯護。只要有大學教授或是知名醫師背書，負責審核報導的副總編或是總編也能放心。

對於記者或是外包編輯來說，願意指導醫學資訊，或是願意幫忙背書的大學教授或知名醫師都是極為珍貴的人脈，因為只要照著他們的意見撰寫報導，就絕對不會有問題，也能與他們維持良好的關係。

所以沒有記者或是外包編輯會不惜破壞賴以維生的人脈，只為了撰寫批判醫學界或醫療業界的報導，更何況無法自行調查真相或是構思報導內容的人，更沒有能駁回批評的自信。

綜上所述，要培養出「能監督醫學界、醫療業界、製藥公司有沒有失控」，還能將一切寫成報導的記者或外包編輯，是一件非常困難的事。

不過，我覺得這樣是不行的，因為醫學研究者或是記者若是不聯手審核新藥，就等於默許製藥公司失控，例如這次的新冠疫苗就是如此。

「預防發病效果95%」的衝擊

新冠疫苗最初打著「預防發病效果95%」的口號問世，而且當時也有許多意見指出，只要七到八成的人民接種，就能達成集體免疫的效果，新冠疫情也會漸漸結束。至於疫苗是否安全，有些報導則指出，雖然會連續幾天發燒、頭痛或是感到疲倦，但長期來看，不會有什麼後遺症。

一聽到「95%」這個數字，我首先想到的是「效果真的這麼厲害嗎？」而且我也不敢全盤相信藥廠口中的沒問題，因為日本採用的BNT（輝瑞）與莫德納疫苗，都屬於「mRNA疫苗」，是第一次於人體正式使用的技術。

這類疫苗是將內含病毒棘蛋白（尖刺部分）設計圖（遺傳基因的資訊）的mRNA打進體內，在接種者的細胞製造棘蛋白，藉此誘發免疫反應的技術。

我認為，許多醫師會對這種將未知的藥物打進人體基因治療技術提出質疑，也覺得會有許多人拒絕接種，所以便打算觀察事情的走向。

沒想到，二〇二一年二月，醫療從業人員率先接種之後，許多醫師便不再猶豫，甚至還帶頭接種疫苗，也呼籲健康的成人或是小孩子趕快接種，許多醫師也投入幫忙接種疫苗的行列。

只有少部分的醫師對這項技術保持質疑以及拒絕接種，其餘的醫師別說是提出質疑，甚至還反過來對那些提出質疑的醫師或是拒絕接種的民眾貼上

「反疫苗」、「公共衛生之敵」的標籤，也有醫師在社群媒體公開指責這些人。

大部分的醫師之所以會毫不猶豫接種，是因為他們相信「預防發病效果95%」這個話術，期待新冠疫情能夠早日結束。不過，過了兩年半之後，那些相信「95%」這個數字的人還剩下多少呢？

就現實而言，接近八成的日本國民接種了兩次疫苗，新冠疫情也沒有因此結束，而且還出現不少突破性感染的人，所以才又進行了第三次、第四次、第五次、第六次追加劑的接種。

儘管打了這麼多次的追加劑，新冠疫情還是未見消退，甚至第七波（二〇二二年七到九月底）時日本還創下單週世界最多陽性感染者的記錄，到了第八波（二〇二二年十一月底到二〇二三年一月），也創下單日最多死者的記錄。

新冠疫苗也有「誇大效果，淡化危害」的情況

除此之外，在接種疫苗之後死亡或是重病的報告也層出不窮。根據醫療機構與製藥公司繳給日本厚生勞動省的疑似副作用報告，直到二〇二三年三月十二日為止，於接種疫苗之後死亡的案例共兩千零五十九件，在接種之後產生副作用的案例則多達兩萬六千九百七十四件。

其實流行性感冒的疫苗也有接種之後死亡的案例，但每年大概只有十例。若根據流行性感冒疫苗的全年接種人數（每年約五千萬人），以及接種期間與接種次數計算，接種新冠疫苗而死亡的案例是接種流行性感冒疫苗的五十倍。

除了上述的案例，還有不少人在接種疫苗之後，出現胸痛、心悸、呼吸困難、肌力衰退、步行困難、頭痛、倦怠、腦霧（集中力與認知功能下

降）、食慾不振、慢性病惡化這些「新冠疫苗後遺症」。各大醫學會也指出，有不少人在接種疫苗之後，出現心肌炎、血管炎、肝衰竭、腎衰竭、視力障礙、皮膚病、神經障礙與自體免疫疾病惡化這類問題。（請參考：鳥集徹，《薬害「コロナワクチン後遺症」（暫譯：藥害「新冠疫苗後遺症」）》，Bookman社，二〇二三年一月初版）

在電視與報章雜誌紛紛高舉「預防發病效果95%」這個口號時，有誰曾經想過會發生這麼嚴重的事情呢？

我覺得醫學界、醫療業界與大眾媒體都上了藥廠的當，忘記藥廠總是「過度吹噓效果，過度淡化危害」這件事。

如今的我們更要告訴自己，不能再聽信製藥公司的花言巧語。

第四章

再沒有比昂貴的新藥更危險的藥物

越是新藥，越需要「注意」的理由

mRNA 疫苗正式投入實戰可說是人類史上首見。一如前述，我原以為許多醫師會猶豫接種新冠疫苗。

因為讓安全性與有效性都還不清楚的藥劑進入體內，等於是某種人體實驗，但讓我沒想到的是，大部分的醫師都毫不猶豫地接種了這類疫苗。

許多醫師都不明究理地相信「預防發病效果95％」這個臨床試驗的結果，也以為只要七到八成的人民接種，就能達成集體免疫。

這些醫師之所以接種，也有可能是因為同儕壓力，因為若是不接種，傳染給同事或患者，導致醫院內發生群聚感染的話，會造成大家的麻煩，而且也不知道會被上司與同事如何指責。

再者，也有不少醫師有「新藥品就是好藥品」的想法。許多人都以為「越新的產品功能越好」。

如果是汽車或是家電，這種說法當然沒問題，比方說，有越來越多車子在擋風玻璃加裝感測器與攝影機的防撞系統，能在外透過網路開關的冷氣機，或是檢查冰箱內容物與寵物情況的智慧家電也都非常受歡迎。這些最新技術的進化速度都讓人瞠目結舌。

不過，唯獨藥物不是這樣，因為藥物的使用記錄越久，越知道該藥物會產生哪些副作用，也越知道藥效如何，而新藥關於安全性與有效性的資料則不夠充足，所以沒辦法武斷地說「新藥就是好藥」。

光速承認錯誤的藥物「艾瑞莎」的悲劇

比方說，過去曾有「艾瑞莎」（學名：吉非替尼，Gefitinib）這款肺癌藥物。這款藥物於二〇〇二年七月申請之後，就以超乎常理的速度，短短五個月就在日本通過，這速度比全世界任何一個國家都來得快。為什麼能如此快速通過，當然是製藥公司那「過度吹噓效果，過度淡化危害」的策略奏效。

阿斯特捷利康製藥公司（AstraZeneca plc.）的艾瑞莎被譽為「分子標靶藥物」，在當時也是劃時代的抗癌藥物。阿斯特捷利康製藥公司在這種藥物得到通過之前，就不斷地強調這款藥物是以「eGFR（表皮生長因子受體）這種蛋白質為標靶，所以能夠集中火力狙擊癌細胞，不太會讓健康的細胞受傷，是副作用極低的安全藥品。

然而大眾媒體也對製藥公司的這些宣傳照單全收，還幫忙寫了一些宣傳的報導。

比方說，讀賣新聞在二〇〇一年八月九日刊出了下列報導。

「醫療文藝復興癌症治療最前線　肺癌第三期　『狙擊病灶的新藥』」

此外，朝日新聞也在同年十一月二日刊出下列報導。

「新抗癌劑、有效治療肺癌　近畿大學與多所大學的臨床試驗指出，副作用大幅改善」

第四章　再沒有比昂貴的新藥更危險的藥物

這些都是在艾瑞莎申請通過之前的報導。

當時才剛成為醫療寫作家的我，也曾採訪在介紹名醫的書籍中，某位大力宣傳艾瑞莎的知名醫師，所以對當時發生的事情記得很清楚。一直以來，我都為了曾替艾瑞莎宣傳這件事反省，這件事也成為我身為醫療記者的初衷，為了告誡自己，我特別把這段過去寫進本書。

許多被肺癌折磨的患者與患者家屬、醫療相關人士都在看到這些報導之後，對艾瑞莎這款藥物抱有無限的期待，這款藥物也不知不覺被譽為「夢幻新藥」。由於這款藥物是相當方便服用的藥錠，所以在短時間之內，就有許多患者服用。沒想到，許多人出現了間質性肺病這類嚴重的副作用，直到二〇一一年九月為止，就傳出八百三十日人死亡的消息。

其實早在藥物通過之前，相關的動物實驗以及國內外的臨床試驗就已經知道會發生間質性肺病這類副作用，而且也有死亡的案例，但或許是因為這類與間質性肺病有關的資訊會妨礙艾瑞莎取得許可，所以這類資訊未被重視，也未於檢附文件提出警告。

也有進入市場之後，才知道副作用很嚴重的藥物

艾瑞莎這款藥物以「市售後，實施三期臨床試驗，確認續命效果」的條件，在只有二期臨床試驗的資料下快速得到通過，但是參加日本國內二期臨床試驗的受測者只有一百零二人，而且明明其中有三人出現間質性肺病的副作用，但是製藥公司卻認為「艾瑞莎未發生任何副作用」（水口真壽美，「藥害　艾瑞莎的真相」，醫療與人權（MARS）快訊第二十七號（暫譯），二〇一三年一月二十五日發行）。

但照理說，一百零二人中有三人（約3%）出現間質性肺病這件事不該

被忽視才對，因為間質性肺病若是由艾瑞莎這款藥物引起，那麼這款藥物上市之後，許多患者會有可能出現間質性肺病的副作用。

假設上市之後，每年有一萬人服用這款藥物，那麼服用這款藥物的患者就是試驗時的一百倍，出現間質性肺病的人數也就會上升至一百倍的三百人。若以每年一萬人服用的頻率計算，五年內就會有一千五百人出現間質性肺病的副作用。

而且受測者僅一百零二人也是一大問題，因為無從確認這款藥物是否安全。假設每五百人有一人會因為服用某款新藥而死亡，那麼受測者僅一百人的臨床試驗很可能不會出現死者，換言之，這種規模的臨床試驗無法測出藥物有無風險。

但是當這款新藥物上市，每年有一萬人使用的話，就會得到每五百人有一人出現副作用，以及二十人死亡的結果，假設這款藥物持續銷售五年，就會有一百人因為這款藥物死亡。這種在申請通過之前的試驗未能測出嚴重的副作用，市售之後才出現嚴重副作用的情況其實非常常見。

因此，製藥公司都必須在藥物上市之後進行追蹤調查（製造與銷售之後的調查）。在藥物申請通過之後，製藥公司必須進行「上市後監測調查」，也就是從臨床現場收集資訊，了解該藥物的實際使用情況、副作用與實際藥效，藉此了解安全性與有效性。

除了艾瑞莎之外，有不少新藥都是在經過上市監測調查之後，才被發現有嚴重的副作用，所以製藥公司不該在申請通過之前，就不斷地宣稱新藥很安全，醫師與患者也不該囫圇吞棗，必須進一步了解新藥的相關資訊。

到了二〇〇四年之後，有些患者因為艾瑞莎的副作用而死亡，這些患者的家人也對藥廠提起損害賠償的訴訟，大阪地方法院於二〇一一年二月宣判，阿斯特捷利康製藥公司必須負責賠償，二〇一一年三月，東京地方法院也宣布同樣的判決。不過，同年十一月，東京高等法院卻做出駁回原告訴求的判決，隔年五月，大阪高等法院也做出相同的判決，並於二〇一三年放棄上訴，原告也確定全面敗訴。

除了安全性之外，藥效有時也得等到市售之後的臨床試驗才能得到證實。艾瑞莎正是最典型的範例。後續研究指出，作為艾瑞莎攻擊標靶的「eGFR（表皮生長因子受體）」若是有任何基因突變的情況，艾瑞莎的藥效就會特別明顯。

而且上市之後的日本國內外臨床試驗也指出，艾瑞沙對於肺腺癌、亞洲人、女性、非吸菸者特別有效。目前艾瑞莎的隨附文件已註明「適用於因eGFR遺傳基因變異陽性而無法手術或是再發非小細胞肺癌」，此外，在日本國內外臨床試驗也指出，艾瑞莎未能讓患者續命，只適合特定患者使用。

由此可知，受測者規模有限的臨床試驗，通常很難證實藥物的安全性與有效性。

經過五十年之後「回歸」的二甲雙胍

有些長期使用的藥物則與艾瑞莎的情況不同，在累積了足夠的使用記錄之後才重新得到重視。比方說，「二甲雙胍」（學名：Metformin）這種糖尿病藥物就是其中一例。

「二甲雙胍」是被分類為「雙胍類」的藥物，能抑制肝臟製造糖的速度，藉此降低血糖值。於一九五九年在法國首次通過，在日本也於一九六一年開始銷售，是歷史超過六十年以上的藥物。

不過，與「二甲雙胍」同為「雙胍類」的藥物「苯乙雙胍」卻因為乳酸中毒這種致死的副作用，在一九七七年於歐美、日本停止銷售，「二甲雙胍」也因此被牽連，變得只能開給特定患者，開立的藥量也受到限制，許多人也因此認為「二甲雙胍」是「不方便使用的藥物」（濟生會新潟醫院代謝內分泌內科、現新潟糖尿病診所院長鈴木克典，「二甲雙胍的建議（暫譯）」，新潟市醫師會官網）。

雖然「二甲雙胍」長期不受重視，但是到了一九九八年，英國大規模臨床試驗指出，在「二甲雙胍」與 SU 藥以及胰島素藥物比較之後，發現「二甲雙胍」能有效降低心血管疾病、腦中風與死亡的風險（SU 藥，一種硫醯基尿素類藥物，是能促進胰臟分泌胰島素，降低血糖的藥物。若是過度使用會導致胰臟衰竭以及血糖過低的風險，所以近年來，這類藥物的處方量已減少許多）。

此外，也有研究結果指出，服用「二甲雙胍」的糖尿病患者比非糖尿病患者更加長壽，甚至還有研究結果指出，「二甲雙胍」具有抗癌的效果（也有人因此將「二甲雙胍」吹捧成抗老藥物，但我覺得非糖尿病患者的人不該未經醫囑，擅自服用「二甲雙胍」，因為任何藥物都有不可預期的風險）。

最初許多人以為「二甲雙胍」的藥效不彰，但後來才發現這純粹是因為用量太少所致。在歐美地區，「二甲雙胍」的單日建議用量為 2000 mg，但是在日本，卻因為安全考量而不會開立如此高用量的處方。

不過，隨著日本針對安全用量進行研究之後，便允許讓二型糖尿病患者單日服用 500 ～ 1500 mg，而且一天的最大用量也上升至 2250 mg。至於令人擔憂的乳酸中毒，也只需要根據腎臟功能調節用量就沒問題。

最終，「二甲雙胍」在歷經快要五十年的歲月後回歸。美國糖尿病學會的二〇二二年修訂版指南，也將「二甲雙胍」定義為二型糖尿病的唯一與第一優先藥物。這份指南在同年經過修訂之後，又將新藥 SGLT2 抑制劑與 GLP-1 受體促效劑列為第一候選藥物。

時至今日，美國仍將「二甲雙胍」列為第一優先藥物，這當然是因為便宜的「二甲雙胍」是性價化極高的藥物。

對效果有疑問，卻以藥價較高的藥物為優先的意義為何？

另一方面，日本糖尿病學會的「糖尿病診療指南2019」則提到「日本的二型糖尿病患者的病情、生活型態與其他國家不同，所以未將「二甲雙胍」指定為第一優先藥物，建議依照病情選擇適當的藥物」。

或許是因為這樣，「二甲雙胍」在日本的用量不高，而DPP-4抑制劑的用量反而比較高。這是因為DPP-4抑制劑比SU藥物更不容易引起危險的低血糖副作用，也更方便使用，不過二〇一三年在全世界二十六個國家實施的大規模臨床試驗（隨機對照試驗）在針對DPP-4抑制劑（沙格列汀，Saxagliptin）與安慰劑進行比較之後，便宣布DPP-4抑制劑無法改變罹患心血管疾病的風險之餘，還有可能引起必須住院治療的心臟衰竭與嚴重的低血糖。

明明一錠250mg的「二甲雙胍」只需要十日圓，為什麼藥效有疑慮？

而藥價比較高的DPP-4抑制劑（每2.5mg需要59.8日圓）會比「二甲雙胍」優先呢？有人對此提出質疑（武藏國分寺公園診所院長名鄉直樹、五十嵐博，「DPP-4抑制劑的效果與安慰劑無異？」（暫譯），二〇一七年十月二十七日，民間醫局Connect）。

DPP-4抑制劑的處方量已經越來越少，取而代之的是備受注目的SGLT2抑制劑與GLP-1受體促效劑。

SGLT2抑制劑是讓糖隨著尿液排出體外的藥物，而GLP-1受體促效劑則是對腸泌素這種促進胰島素分泌的荷爾蒙產生作用的藥物。一般認為，這兩種藥物除了能夠降低罹患心血管疾病的風險，也能讓人快速瘦下來，所以適合肥胖的患者使用。

但問題是，這兩款藥物都是新藥，所以有藥價過高的問題。SGLT2抑制劑一錠的價錢落在一百日圓到三百日圓之間，GLP-1受體促效劑則是皮下注射藥物，一劑的價錢從一千日圓到一萬日圓以上不等。相較於二甲雙胍，是否有必要花大錢使用這兩種藥物還有待商榷。

由於 GLP-1 受體促效劑也有抑制食慾的效果，能夠幫助患者快速變瘦，所以有些診所也以美容、減重這些理由，開立 GLP-1 受體促效劑。沒有糖尿病的正常人服用 GLP-1 受體促效劑是否安全，至今未得到證實，二〇二三年四月十二日，日本糖尿病學會曾對 GLP-1 受體促效劑的濫用情況提出警告，同年六月一日，四間製藥公司也提出了相同的聲明。

不管是新藥還是舊藥，濫用藥物都有可能引起預期之外的傷害，健康的人不該只是為了美容或是減重而不假思索地擁抱這類藥物。

那個「沙利竇邁」也再度被提起了

接著想再提一個被遺忘卻又再度被提起的藥品。這項藥品就是「沙利竇邁」（Thalidomide）。一聽到這個藥品，應該有不少人想到「藥害」這兩個字吧。

「沙利竇邁」是一九五〇年代後半，德國開發的安眠鎮痛藥。除了安眠成分之外，也有胃腸藥的成分，所以當時以「孕婦也能安全使用的藥物」作為宣傳，許多被失眠或是孕吐所困的孕婦都使用了這項藥物。

但是這些孕婦生出手腳變形，神經、聽力受損的寶寶。調查這個事件的德國醫師藍茲博士（Widukind Lenz）於一九六一年十一月指出，這些情況與「沙利竇邁」有關，歐洲也在藍茲醫師發出警告之後，要求製藥公司回收藥品。

不過日本這邊的處置卻大不相同。雖然日本也接到藍茲醫師發出的警告，當時的日本厚生省與專家卻對這類後遺症抱持否定的意見，還放任「沙利竇邁」繼續銷售了一段時間，直到一九六二年九月才禁止「沙利竇邁」銷售，以及要求藥廠回收藥品，足足慢了歐洲十個月左右。

因此，日本的受害人數也在這段期間不斷擴大。最終，日本國內共有三百零九人被判定是「沙利竇邁」的受害者，受害者與家屬也對國家以及製藥公司提起訴訟。訴訟大約進行了十年，最終於一九七四年，國家與製藥公司承認案件之中的因果關係，答應透過賠償的方式換得和解。

「沙利竇邁」雖然因為此次的藥害而暫停銷售，卻在三年後的一九六五年再次得到關注。以色列醫師發現，將「沙利竇邁」當成鎮痛藥，開給漢生病患者服用之後，好發於許多漢生病患者身上的難治皮膚炎（痲瘋性結節性紅斑）居然得到改善。

到了一九八〇年代後半，又發現「沙利竇邁」具有抗發炎、免疫抑制、抗 TNF-α（腫瘤壞死因子）、阻止血管增生等效果。雖然阻止血管增生的這項效果會導致胎兒的手腳或神經出現異常，但是有人卻提出阻止血管增生的效果能抑制癌症增殖的假設，也藉此推測「沙利竇邁」具有抗癌的效果。

於是便根據這項假設針對血癌之一的多發性骨髓瘤進行臨床試驗，一九九九年，「沙利竇邁」對於這種癌症的效果也得到證實。此外，一九九八年，美國也允許以「沙利竇邁」治療漢生病。

在日本這邊，二〇〇八年通過以「沙利竇邁」治療多發性骨髓瘤的治療方式，到了二〇一三年，則允許以「沙利竇邁」治療痲瘋性結節性紅斑，只要依照「沙利竇邁藥劑安全管理手冊」的規定，避免開給有可能已經懷孕的婦女使用，就能開立給需要這項藥物的患者。

換言之，即使是造成如此大規模藥害的藥物，只要在日後得知對哪些疾病有效，一樣有機會再次被討論或使用。

在大眾媒體推波助瀾下的「新藥」報導

為什麼許多人會盲目地覺得「新藥就是比較好」呢？我覺得大眾媒體應該負起大部分的責任。

回顧上述藥物的歷史之後，讀者應該已經明白，重點在於新藥推出之後的結果。媒體應該以謹慎仔細的態度，追蹤新藥的藥效是否真如製藥公司所宣傳的內容，以及新藥是否安全，然後公平地報導箇中的是非。

具體來說，報導上市後監測調查與臨床試驗提出的有效性與安全性，才能幫助患者取得有用的資訊。

但是為什麼，電視臺與報章雜誌都不太報導新藥上市之後才知道的事實呢？對於喜新厭舊的媒體人來說，「接下來要推出的新藥」才有「最新科技」的感覺，也比較容易吸引閱聽大眾的目光，這也是大眾媒體的考量之一。

說得更精準一點，電視臺與報章雜誌喜歡報導在正式進入臨床試驗之前的基礎實驗與研究成果，因為細胞實驗或是動物實驗有種「很科學」或是「很先進」的印象。

了解第三章解說的新藥開發流程之後，應該就不難了解，不能在正式進入臨床試驗之前的階段就大肆宣傳。因為大概只有兩萬五千分之一的新藥候選物質能夠得到許可，許可的機率可說是微乎其微。

即便在細胞實驗或是動物實驗取得劃時代的成果，但是實際在患者（人體）實驗，結果卻不如預期的例子可說是多不勝數。

被媒體過度包裝的「光免疫療法」的現況

其中之一就是最近備受關注的「光免疫療法」。繼手術、抗癌藥物、放射線治療、免疫療法之後，「光免疫療法」被吹捧為「第五種癌症治療法」，這種治療方式也多次登上報章雜誌或是電視臺的版面。

這種治療方式會讓患者服用某種藥物，而這種藥物除了內含與癌症細胞結合的抗體，還有會對光線產生反應的色素，過了二十四小時之後，再以雷射光照射色素聚集之處（也就是腫瘤），藉此破壞癌細胞。

這種光免疫療法不會傷害正常細胞之外，能在一到兩分鐘之內殺死所有

第四章　再沒有比昂貴的新藥更危險的藥物

的癌細胞，所以被視為劃時代的癌症治療方式，從動物實驗的階段就多次登上報章雜誌的版面。或許是因為這種治療方式是由在美國研究所服務的日本研究者負責研究與開發，所以連電視臺的紀實節目都介紹了這種治療方式。

這種劃時代的治療方式的確是備受期待，我也覺得該向那些一心想要克服癌症，抱著熱情進行研究與開發的研究者致敬。

但是我覺得，媒體不該從動物實驗的階段就開始煽動患者，給予患者錯誤的期待，因為未在多位患者身上進行臨床試驗之前，沒有人知道這種治療方式的效果，也不知道會不會發生預料之外的問題。

而實際進入臨床試驗之後，便發現這種治療方式似乎還有一些需要克服的課題存在。就目前的規定而言，只有「無法切除的局部性復發頭頸部腫瘤」被列入保險範圍之內，而當我採訪頭頸部腫瘤的專科醫師，請教他們對於光免疫療法的看法之後，他們告訴我「又沒辦法直接以雷射光照射，如果不先以光纖的針刺進去就沒辦法治療，所以很難治療鼻子或是喉嚨深處的癌症」。

此外，他們也告訴我，「這種治療方法雖然可以讓腫瘤變小，但是治療的部位會留下一個洞，而且也需要考慮後遺症的問題，所以目前適用的範圍仍然有限」。

雖然目前這種治療方式正在針對無法切除且不斷惡化的胃癌、食道癌進行實驗，但是有些課題得在累積了足夠的病例之後才會知道對吧。

獲得諾貝爾獎的「iPS 細胞」成果是？

接著想再提一個被媒體過度渲染的例子。那就是讓京都大學大學院山中伸彌教授獲得諾貝爾生理醫學獎的「iPS 細胞」。

這個由山中伸彌教授於全世界首次製作成功的「iPS 細胞」，中文翻譯為「誘導性多功能幹細胞」，因為能夠分化成各種組織或臟器的細胞，所以只要植入這種細胞，就能修復那些因為疾病或是受傷而失去功能的組織或是臟器，許多人也對這點抱有莫大期待。

iPS 細胞研究團隊進行了多種臨床試驗。比方說，因為視網膜的中心點出血或是腫脹，導致視線變得模糊的老年性黃斑部病變，iPS 細胞研究團隊就利用「iPS 細胞」製作了視網膜細胞，再將這種視網膜細胞移植至老年性黃斑部病變的患者身上。

此外，當我們腦部中腦裡的黑質多巴胺神經細胞減少，就會出現身體止不住顫抖，肌肉莫名緊繃，讓人容易跌倒的帕金森氏症，iPS 細胞研究團隊也利用「iPS 細胞」製作了黑質多巴胺神經細胞，再將這類細胞移植到患者身上。

不過，直到現在，我都還沒看到相關的研究進展至實際應用的階段。當我採訪了多位研究者之後，他們都告訴我，還有許多課題有待解決。

比方說，許多人都期待這種「iPS 細胞」可以治癒心肌病、第一型糖尿病（從胰臟分泌胰島素的 β 細胞被破壞所引起的糖尿病）、神經罕見疾病、脊椎損傷這類必須讓細胞再生才能根治的疾病，但似乎這些期待未能立刻實現。

不過，電視臺與報章雜誌卻認為，對於大多數的患者來說，山中教授獲得諾貝爾獎這件事或許是個福音，也因此大肆報導，將這件事形容成偉大的創舉。

然而有多少人知道相關臨床研究進展得如何呢？二〇二三年四月，相關團隊在學會報告了關於二〇一四年接受視網膜細胞移植的七十幾歲患者，在接受移植七年半之後的情況。這項報告提到，以「iPS細胞」製作的細胞種子停留在移植的位置，也沒有變成癌症，也提到在藥物的治療之下，得以讓持續惡化的視力維持在0.09的程度。（NHK兵庫NEWS WEB，「移植以iPS細胞製作的眼睛組織　『安全性與效果的確認』（暫譯），二〇二三年四月六日」）

研究者似乎因此認為這種治療方式「安全可靠，且具有一定的效果」，但是若從另一個角度解釋，也可以得出「能夠維持視力，卻無法恢復視力」

的結論，因此有些人認為這種治療方式有效，有些人卻覺得這種治療方式不如預期。

盡一切方法煽動了眾人的期待之後，卻擺出一副「沒我的事」的態度

我無意抱怨這項研究。我真正想說的是，明明新藥或是嶄新的治療方式離締造劃時代成果與實際應用還有許多有待解決的課題，報章雜誌與電視臺怎麼可以在這些課題解決之前，只為了煽動閱聽大眾的期待而大肆報導，之後卻又裝作一副「沒我的事」呢？

或許，對於閱聽大眾來說，針對多位患者進行的臨床試驗很枯燥乏味吧。要進行「上市後監測調查」，製藥公司的醫藥行銷師必須拜訪醫療機關，向醫師收集相關的資訊，至於要進行臨床試驗，就必須徵得每一位患者

的同意，請患者成為受測者，藉此累積足夠的病例。與其說這是需要動腦的工作，不如說這是吃力不討好的工作。

不過，若未累積這些資訊，就無從斷言這類新藥或是新型治療方式是否安全有效，是否真的能拯救患者，所以這些以活生生的人類為對象的調查或試驗，都是非常辛苦又值得尊敬的工作。

就連成為受測者的患者也得承擔一定的風險，因為他們必須接受有些部分尚待釐清的藥物。明知這些卻還是進行試驗，都是為了取得未知的資訊，造福未來的患者。如此說來，我們應該尊敬那些願意受測的患者。

遺憾的是，在媒體人眼中，這些工作既無聊又枯燥，對於臨床試驗的結果感興趣的人也不多。大部分的人只被「最新研究」、「新藥」這些聳動的標題吸引，所以臨床試驗或是上市後監測調查，這類需要花很多時間才能完成的研究或調查也不受重視。這就是大眾媒體目前的生態。

未被重視的藥害教訓

新冠疫苗也發生了相同的現象對吧？在正式施打之前，媒體就不斷地強調「預防發病效果95%」這點，讓大眾以為只要大部分的國民接種，新冠疫情就會慢慢消失。

至於那些質疑mRNA安全性的意見，全部被貼上「反疫苗」、「謠言」的標籤，也不受媒體龍頭重視。有些贊成施打疫苗的醫師也在社群網路大喊「別說那些有的沒的，趕快施打吧」，而那些不接種的民眾甚至被稱為「公共衛生之敵」，也因此遭受抨擊。

那些該謹慎審核疫苗的意見幾乎都無法登上電視臺與報章雜誌的版面，以日本為例，就只有日本中部地區的CBC、關西的SUN TV、河北新報、女性7、週刊新潮這類地方電視臺、地區型的報章雜誌積極報導被疫苗後遺症折磨的案例。

大多數的電視臺與報章雜誌或許認為，若是為了炒作新聞而大肆報導接種後的死亡案例或是後遺症，有可能會讓更多人害怕接種疫苗，但是電視臺與報章雜誌本來就不該將「缺乏實際結果的疫苗形容成安全有效的靈丹妙藥，而且從長期的角度來看，根本不知道會對人體造成哪些影響」。

可惜媒體未恪守本分，又犯了與艾瑞莎一樣的錯誤，讓藥害持續擴大。我認為，這些媒體根本沒從藥害的歷史中學到教訓，才會一再犯下如此愚蠢的罪。

第五章

該如何判斷是否需要接種疫苗

全面接種新冠疫苗之後，日本國內的死者人數增加

接種新冠疫苗的人，應該也有不少人覺得「早知道不要接種」或是「打了也沒用」對吧？

我想，會這麼想很正常。政府與專家都曾有意無意地提到，只要七到八成的國民接種兩次以上的疫苗，新冠疫情就能漸漸消失，可是就實際情況來看，不僅沒有消失，日本第七波（二〇二二年七到九月底）還創下了單日確診人數超過二十六萬人的記錄，或是單週全世界最多確診人數的記錄。

此外，政府也不斷強調，接種疫苗不只是為了自己，也是為了他人。不過之後還是陸續傳出「突破性感染」的案例，接種率較高的醫療機構或是照護中心也陸續傳出群聚感染的案例。

一開始，政府與專家都說，接種疫苗有95%的機率能夠預防發病，但

是當我們對這個說法打上一個大問號，政府或專家又開始強調能夠預防「重症」。不過，到了第八波（二〇二二年十一月底到二〇二三年一月）之後，單日確診死亡人數居然超過五百人，創下日本國內最高記錄，由此可知，疫苗也無法預防重症。

除此之外，在開始全面接種疫苗之後，日本國內的死者人數居然莫名增加。根據日本厚生勞動省的人口動態統計，二〇二一年日本死亡人數為一百四十三萬九千八百五十六人，較前一年增加六萬七千零一人（確定值為4．9％）。到了二〇二二年，死亡人數增加至一百五十六萬八千九百六十一人，較前一年增加十二萬九千一百零五人（推估值為9．0％）。

如果疫苗真的如同預期，新冠的確診人數或是重症人數應該會減少，日本整體的死亡人數也應該跟著減少，但沒想到的是，死亡人數居然反向增加。

「Omicron 的感染力比較強，所以確診人數變多，死者變多也很正常。」

「應該是因為檢查時未呈現陽性的隱性確診者比想像中更多，所以死亡人數也比預期更多。」

「有可能確診過了一段時間之後，後遺症才慢慢出現。」

「因為新冠疫情而被迫待在家裡的年長者因為體力變差而死亡的情況變多。」

我們聽到許多建議接種疫苗的專家如此解釋。

不過，明明在新冠疫情爆發之際的第一年，也就是二〇二〇年的時候沒有疫苗，當時的病毒也比 Omicron 還要毒，死亡人數也比前一年少八千三百三十八人。由於在開始接種疫苗之後，死者突然增加，所以我們無法否定有些人是因為接種疫苗的副作用而過世。

根據日本厚生勞動省的統計，從二〇二一年二月開始接種疫苗，到二〇二三年三月十二日這段期間，總共有兩千零五十九人疑似因接種疫苗的副作用而死亡，產生副作用的人數也攀上兩萬六千九百七十四人。

若與二〇二一年、二〇二二年增加的死亡人數比較，接種後死亡的案例的確少之又少，但是可能與接種疫苗有關，卻未浮上檯面的案例應該很多，所以上述接種後死亡的案例或是疑似接種之後產生副作用的案例，只能說是冰山一角。

若真是如此，那麼就算疫苗真有預防確診以及重症的「效果」，也無法否定疫苗的「危害」高於它所帶來的效果。

到底死亡人數異常增加是否與新冠疫苗有關？如果無關，那又是什麼原因造成的？我覺得推動疫情防堵政策的政府或是專家，有義務以誰都能夠認同的方法查明真相，再將真相公諸於世。

了解「效果」的數字來源

由此可知，目前已出現了許多讓我們不得不覺得「早知道不要接種疫苗」或是「接種疫苗也沒用」的事實。

如果今後又因為某種病毒而造成疫情，而政府或專家又開始鼓吹接種來路不明的疫苗時，我們到底該以何種基準決定是否該接種呢？

我認為第一步要先知道以百分比作為單位的疫苗效果到底是怎麼算出來的。比方說，這次的新冠疫苗就宣稱「預防發病效果高達95％」對吧？我們若要知道這個數字是怎麼算出來的，就必須先知道這個「95％」的「分母」到底是什麼。

每當我們看到「％」這個單位，都會不由自主地將「100」當成分母。比方說，當我們聽到30％，就會想成是百分之三十，聽到90％就會認為是百分之九十對吧？「％」在中文的意思是「百分比」，所以會如此自動換算也是無可厚非。

不過，一如第一章史他汀（降膽固醇藥物）的說明一樣，製藥公司總是利用「相對風險下降率」誇大數字。如果某種藥物能讓原本一百個人之中有三個人會發病的疾病，降至一百個人只有兩個人發病，那麼以「3」

為分母時，就能得到發病機率減少三分之一（｛（3人－2人）÷3人｝）×100=33％）的結果。

可是實際上只是每一百人有三人發病的疾病減至每一百人有兩人而已，因此若以一百為分母，等於只減少了百分之一人（3人－2人）而已，換言之，發病風險只減少了1％，而這個計算結果就是所謂的「絕對風險下降率」。

新冠疫苗的「絕對風險下降率」為0.84％

要判斷疫苗的實力，當然也要以整體的分母計算。以輝瑞藥廠的新冠疫苗為例，「預防發病效果95％」是從安慰劑群組一萬八千三百二十五人與實際接種疫苗群組一萬八千一百九十八人比較所得的臨床試驗（隨機對照試驗）結果。

在進行這項臨床試驗時，安慰劑群組出現了一百六十二位確診者，而實際接種疫苗群組減少了八位確診者，所以輝瑞藥廠便以一百六十二人為分母，算出「預防發病效果95％」結果，也大肆宣傳這個結果（｛（162－8人）｝÷162人）×100＝95％）。

不過，若以實際接種疫苗群組或是安慰劑群組的一萬八千多人為分母，安慰劑群組的確診率為0．88％，實際接種疫苗群組的確診率為0．04。換言之，只減少了0．84％（0．88－0．04＝0．84％），而這就是這種疫苗的「絕對風險下降率」。

若將這個結果套入第一章提過的NNT（Number Needed to Treat，必須治療數）公式計算，新冠疫苗的結果為每一百一十四人中一人（疫苗的計算結果為「NNV（Number Needed to Vaccinate，必須接種數）」。

意思是，一百一十四人接種疫苗，只有一人能免於確診。反過來說，一百一十三人接種與否都不會影響結果（本來會確診的人會確診，本來不會確診的人不會確診），這是根據臨床試驗的資料算出NNV，再以NNV評估新冠疫苗的結果。

而且這些資料是美國、德國、土耳其、南非、巴西、阿根廷在二〇二〇年七到十一月進行的臨床試驗所得出的結果。

請大家回想一下這段期間發生了什麼事。日本當時的確診人數遠比歐美、南美各國來得少，甚至有些人覺得這次的疫情不過是「小小的漣漪」，這些國家的確診人數都高於日本幾十倍甚至是幾百倍，情況與日本完全不同，所以當時甚至出現了「新冠疫情之所以沒在日本爆發，應該是某種因素，也就是因素X所致吧？」的謠言。

一般認為，在剛開始接種疫苗的時候，日本的NNV應該在幾千至一萬上下，意思是指，在剛開始接種時，疫苗只有在每幾千人到一萬人中有一人可以免於確診的效果與價值。

考慮「疫情」與「感染的風險」

至於要不要接種疫苗，除了根據疫苗本身的效果判斷，還要根據該傳染病的影響層面有多廣。

進行臨床試驗的歐美與南美各國的NNV大約為一百，而日本的NNV則為幾千至一萬，疫苗在這兩種國家的重要性可說是完全不同。

此外，是否接種疫苗也要根據該傳染病的風險決定。比方說，如果是伊波拉病毒出血熱這種致死率達50～90％的傳染病，不管疫苗會出現什麼副作用，都應該賭一把接種疫苗。

但是新冠病毒的致死率不像伊波拉病毒那麼高。根據二〇二二年十二月二十一日，日本厚生勞動省新冠病毒傳染病對策諮詢委員會的資料，新冠病毒在二〇二一年七到十月的致死率：六十歲以下的致死率為0．08％，六十到七十歲的致死率為1．34％，八十歲以上的致死率為7．92％。

若只單看數字，一萬名六十歲以下的人若是確診，大概只有一個人會因此死亡，所以六十歲以下的人不一定非得接種新冠疫苗不可。

再者，十幾歲、二十幾歲的年輕人，或是十歲以下的嬰幼兒更是完全沒必要接種。在剛開始施打疫苗時，十歲以下的死亡人數為零人，十幾歲的死亡人數為個位數，二十幾歲的死亡人數也只有十到二十人左右。由此可知，越年輕的人，新冠造成的影響越低。

被感染的風險與接種疫苗的風險

如果依照這個數值，代表六十幾歲、七十幾歲中，每一百人感染，會有一人死亡，若是八十幾歲的話，每一百人感染會有八人死亡，所以越年長的人越應該接種。

不過，八十幾歲其實已經接近平均壽命，所以就算未感染新冠，也有可能會因為其他因素而死亡，至於年輕人也必須考慮無法承受新冠疫苗帶來的傷害，以及有可能因此死亡的風險。當我採訪許多照顧年長者的醫師或照護人員之後，他們告訴我，有許多年長者在接種疫苗之後突然食慾不振，失去活力，甚至有不少長輩因此而過世。

由於這些人年歲已高，有太多的因素可能會導致死亡，所以很難斷言他們的死亡與疫苗有關。或許也正是因為如此，這些人的死因通常被診斷為「衰老」或是「心臟衰竭」，很少被診斷為日本厚生勞動省認定的「副作用」。

若是一味地害怕新冠疫情，而忘了疫苗的風險，豈不是得不償失嗎？所以，就算是年長者，也不該因為感染新冠疫情的風險較高而打疫苗。

更何況新冠的致死率越來越低。根據前面諮詢委員會的資料，到二〇二二年七、八月之後，未滿六十歲的死亡率趨近於0．00％，六十幾歲、七十幾歲的死亡率為0．18％，八十歲以上的致死率為1．69％。

順帶一提，該資料也提出了季節性流感的致死率。其中提到，未滿六十歲的死亡率為0．01％，六十幾歲、七十幾歲的死亡率為0．19％，八十歲以上的致死率為1．73％，由此可知，當新冠病毒變異為Omicron之後，致死率比季節性流感更低。

儘管如此，政府不僅不停止接種疫苗，還從二〇二三年五月開始，要求六十五歲以上的高齡患者、慢性病患者、醫療從業人員、於高齡者設施工作的人，補打新冠疫苗追加劑，這對許多人來說，是第六次接種疫苗。

為什麼新冠病毒的毒性已經比流行性感冒的病毒更低，政府卻要求人民繼續接種無法預防發病、重症甚至是確診的疫苗呢？這一切實在太說不過去了。

流感疫苗的藥效不如想像

由於新冠的致死率越來越低，導致季節性流感反而比新冠來得更可怕。而這種季節性流感也有疫苗。

在新冠疫情爆發之前，應該有不少人是在熟悉的醫師宣導之下接種流感疫苗，或是接到公司的通知而接種疫苗。就實際情況而言，每年大概有五千萬人接種流感疫苗。

不過，流感疫苗的藥效其實不如想像。日本厚生勞動省官網的「流感Q&A」是如此形容這種疫苗的效果的。

所謂的「流感疫苗有效性」是指在以人類為對象的研究之中，「若以未接種疫苗的人罹患疾病的風險為基準，接種的人罹患疾病的風險『相對減少』多少呢？」的指標。比方說，在以未滿六歲的小孩為對象的2015／16季的研究之中發現，流感疫苗的有效率為60％。所謂的「流感疫苗預防發病的有效率為60％」相當於下列的情況。

・每一百位未接種疫苗的人，有三十人會感染流感（發病率30％）

・每兩百位接種疫苗的人，有二十四人會感染流感（發病率12%）

→疫苗有效率＝{(30-12)÷30}×100=（1-0.4）×100= 60%

若以未接種疫苗的人的發病率（風險）為基準，接種疫苗的人的發病率（風險）「相對減少」了60%。換言之，若是在未接種疫苗而發病的病人之中有60%（以上述的例子而言，就是三十人之中的十八人）先接種了疫苗就能預防感染。

想必讀者也已經知道，上述的計算是以未接種疫苗但是發病的三十人作為分母，所以這裡說的有效率60%是「相對風險下降率」，並非以所有研究對象作為分母的計算結果。

若根據未接種的一百人的發病率30%，以及接種的兩百人的發病率12%計算「絕對風險下降率」，可得出18%（30-12=18）這個結果，若再進一步計算NNV，可得出100÷18=5.5的結果。

換句話說，未滿六歲的小孩若是接種流感疫苗，絕對風險下降率為18％，若與相對風險下降率的18％比較，給人的印象應該是完全不同才對。

此外既然NNV為5.5（約等於6），代表就算有六個人施打，也只有一個人能夠預防流感，其餘五人接種與否，結果不會有任何改變。

無法排除偏差的「病例對照研究」

不過這個數字還有需要注意的一個地方。這個以「有效率60％」為根據的研究是以有流感症狀且接受診療的六歲以下的兒童為對象，換言之，這是針對這些小孩進行PCR檢查，接著比較陽性與陰性小孩的接種率所導出的數字。這種研究設計稱為「病例對照研究」。

由於這種病例對照研究無法排除各種偏差（偏差值），所以科學實證的可信度也較低。比方說，有讓小孩接種疫苗的父母親在看到小孩發燒時，

第五章　該如何判斷是否需要接種疫苗

有可能會覺得「疫苗很有效，不會變成重症」，所以不帶小孩去醫院接受治療。假設是這種情況，那麼就資料來看，接種過疫苗的孩子的發病率有可能比較低。

為了排除這類偏差，必須如第一章所述，將實驗對象隨機分成接種群與非接種群，再進行「隨機對照試驗」（RCT），藉此比較流行性感冒的發病率。在 EBM（根據科學實證進行的醫療行為）之中，RCT 是公認可信度最高（實證層級最高）的臨床試驗方法。

不過現在的醫學界並未嚴格實施 RCT，常以病例對照研究這種容易產生偏差的方法進行臨床研究，不斷地生產替製藥公司擦脂抹粉的論文。

為了解決這個問題，有超過一百三十個國家以上的志工醫師根據具有科學實證的臨床試驗資料，公正公平地測試了藥物、檢查方式、治療方式的有效性，而這就是國際 NPO 的「考科藍共同計畫」。

考科藍文獻回顧的評價

透過這項共同計畫測試的藥物、檢查方式、治療方式的有效性已整理成考科藍文獻回顧，而這份考科藍文獻回顧也可在網路找到，有部分已經譯成中文。其中流行性感冒疫苗的驗證結果也已經公開，所以讓我們從兒童預防效果的文獻回顧摘錄部分內容。

✚ 流行性感冒疫苗於健康兒童的預防效果：

投予活性減毒疫苗的情況，與投予安慰劑或是不投予任何藥物的情況比較之後，發現確定感染流行性感冒的兒童的比例從18％降至4％（證據等級：中等），ILI（類流感症狀）從17％減少至12％（證據等級：極低）。要預防一例的流感發作，必須讓七位兒童接種疫苗，要預防一列的類流感發作，必須讓二十位兒童接種疫苗。

換言之，以健康兒童為對象的 NNV 在預防流行性感冒的部分為七，預防類流感的部分為二十。接著讓我們看看健康成年人的部分。

✚ 流行性感冒疫苗於健康成年人的預防效果：

要預防一例流行感冒需要讓七十一名成人接種疫苗，要預防一例類流感需要讓二十九名成人接種疫苗。流感疫苗注射劑預防流感或是類流感的效果為小（證據等級：中）。接種疫苗、入院（證據等級：低）或是減少勞動時間，幾乎沒有明顯的預防效果。

以健康成年人為對象的 NNV 在預防流行性感冒的部分為七十一，預防類流感的部分為二十九。接著讓我們看看六十五歲以上的高齡者的部分。

✚ 疫苗於六十五歲以上高齡者預防季節性流感與併發症的效果：

高齡者在接種疫苗之後，一季流感發病率減少了2．4～6％。這意味著要預防一例流感發作，必須讓三十位高齡者接種疫苗。高齡者的類流感發病率也減少了3．5～6％左右，這意味著要預防一例類流感發作，必須讓四十二位高齡者接種疫苗。肺炎與死亡率的資訊量不足。由於相關的資料不足，無法得知疫苗對於流感造成的死亡有多少預防效果。

以六十五歲以上高齡者為對象的NNV在預防流行性感冒的部分為三十，預防類流感的部分為四十二。

其實前面提過的日本厚生勞動省Q&A有下列的敘述：

日本國內的研究指出，若是在照護中心接受照顧的六十五歲以上高齡者，疫苗可阻止34～55％的發病率，以及能阻止82％的死亡率。

明明日本國內的研究認為疫苗有八成阻止死亡率的效果，但是考科藍文獻回顧的結果卻記載「由於相關的資料不足，無法得知疫苗對於流感造成的死亡有多少預防效果。」為什麼日本厚生勞動省與考科藍文獻回顧的結論會如此不同呢？

日本厚生省認為「現行的疫苗無法完全避免感染」

這是因為日本國內的研究未嚴格執行 RCT，所以未能成為考科藍文獻回顧的分析對象，不過，日本厚生勞動省還是一直根據自己國內的研究強調「疫苗能有效預防重症」。

其實很久以前就有對醫療抱持嚴謹態度的醫師提出流感疫苗「幾乎沒用」的主張，有些讀者應該也有過接種了疫苗，卻還是感染流行性感冒的經驗對吧。

日本政府也承認流行性感冒疫苗的效果不彰。前面提到的日本厚生勞動省Q&A也有下列的敘述。

當流行性感冒病毒從嘴巴、鼻子或是眼睛的黏膜入侵體內，就會感染流行性感冒。入侵體內的病毒會進一步入侵細胞，接著再開始繁殖，這個狀態就稱為「感染」，現行的疫苗無法完全抑制病毒造成的感染。

病毒不斷增加之後，過了幾天潛伏期就會出現發燒、喉嚨痛這些流感症狀，而這種狀態就稱為「發病」。流行性感冒疫苗雖能某種程度地抑制「發病」，卻不像麻疹疫苗或是德國麻疹疫苗那麼有效。

儘管前述日本國內的研究結果指出，流行性感冒疫苗的效果不彰，但是日本政府還是一直強調「流行性感冒疫苗能有效預防重症，尤其對高齡者或是慢性病患者更有效」。

明明已被更加嚴格的考科藍文獻回顧否定，為什麼日本厚生勞動省還打死不認錯呢？我認為這是因為連預防重症的效果都被打上問號的話，接種疫苗的人就會減少，疫苗製造商的製造能力或是經營都會跟著受重創，所以日本厚生勞動省才不願意認錯。

要相信日本厚生勞動省還是考科藍，全由讀者自行決定，但至少目前沒有科學實證指出，不打流行性感冒疫苗會影響旁人，或是因此變成重症。所以不接種流感疫苗也是具有科學實證的選擇，沒有被別人指責的道理。

再次鼓勵接種的「子宮頸癌疫苗」

接著要介紹另一個在最近被強烈推薦接種的疫苗，那就是「子宮頸癌疫苗」。

這種疫苗的正式名稱為「HPV疫苗」。HPV是「人類乳突病毒（Human PapillomaVirus）」的縮寫，而這種病毒被視為肛門癌、陰道癌、尖銳濕疣（俗稱菜花）這類疾病的病因。由於這種疫苗主要是為了防範子宮頸癌，所以才被稱為「子宮頸癌疫苗」。

日本在二〇〇九年十月通過葛蘭素史克（GSK）藥廠生產的「保蓓疫苗」（Cervarix），以及在二〇一一年通過了默沙東藥廠（MSD）生產的「嘉喜疫苗」（Gardasil）。

一般認為，16型與18型這兩種人類乳突病毒最容易引起子宮頸癌，而上述兩種疫苗也是預防這兩種病毒的疫苗，厚生勞動省的官方網站也提到，這兩種疫苗能預防50～70％造成子宮頸癌的原因（保蓓是能預防16型與18型的二價疫苗，而嘉喜則是除了能預防前述兩型病毒，還能預防造成尖銳濕疣的兩型病毒，所以是四價疫苗）。

預接接種法於二〇一三年四月修訂之後，子宮頸癌疫苗變成行政機關積極推薦定期接種的免費疫苗，而且是以感染 HPV 風險較低的小學六年級女學生到高中一年級女學生為主要對象，因為這個族群在無性行為經驗的族群之中占了絕大多數。

不過，在定期接種正式上路之後，陸續傳出許多人在接種疫苗之後，出現疼痛、發燒、關節腫脹、運動障礙、記憶障礙、月經不順這些激烈副作用的消息，所以日本政府便於二〇一三年六月宣布暫停定期接種。這款定期接種疫苗的政策只維持了七十五天就夭折。

不過，日本婦產科學會以及醫學界強烈要求政府再次推動定期接種的政策，主要的理由是「在持續接種這款疫苗的國家發現，接種疫苗能有效預防子宮頸癌前病變與子宮頸癌。此外，疫情調查實務也否定接種者容易出現上述副作用的事實」。

最終，日本政府於二〇二一年十一月二十六日重新鼓勵民眾積極接種子宮頸癌疫苗，理由是「已確認安全無虞，且接種的有效性高於副作用的風險」。

除了前述的保蓓、嘉喜之外，日本政府也於二〇二〇年七月批准默沙東藥廠生產的「嘉喜9疫苗」（Gardasil 9），因此能以公費的方式接種。嘉喜9能有效預防造成子宮頸癌的7型病毒，以及造成尖銳濕疣的兩型病毒，所以是九價疫苗，而日本厚生勞動省的Q&A則指出，這款疫苗能有效預防80～90％造成子宮頸癌的原因。

如果讀者剛好有年紀適合接種疫苗的女兒，應該曾經收過地方政府寄來的接種券，也有不少人顧慮副作用而不知道該不該送女兒去接種對吧？那我們到底該如何判斷該不該接種疫苗呢？

計算子宮頸癌疫苗的「接種必要數」

要判斷該不該接種這類疫苗，一樣可以參考NNV。話先說回來，接種這類疫苗到底是為了什麼呢？接種「子宮頸癌疫苗」的最終目的就是為了預防子宮頸

第五章　該如何判斷是否需要接種疫苗

癌，說得更直接一點，就是為了預防因為子宮頸癌而死亡。因此，讓我們試著計算一下，多少人在接種這類疫苗之後，能有一人免於因為子宮頸癌而死亡吧。

此外，子宮頸癌的死亡數應該也會隨著高齡化、人口增減、HPV罹患率、生活型態變化這類因素而每年變動，但在此姑且撇除這些因素。雖然這樣的計算結果不甚準確，不過要判斷是否接種這類疫苗，只需要掌握大致的趨勢即可，還請大家不要見怪。

根據日本國立癌症研究中心經營的「癌症情報服務」的統計結果指出，二〇一九年被診斷為子宮頸癌的人數為一萬零八百七十九人，二〇二〇年則有兩千八百八十七人因為子宮頸癌而死亡，這數字大概是前一年罹患子宮頸癌的人數的四分之一（26．5％）左右。

另一方面，二〇二〇年的人口動態統計（確定值）指出，女性有六十六萬五千九百二十一人死亡。若以這個人數為母體，死於子宮頸癌的女性約為整體死亡人數的0．43％。

假設接種保蓓與嘉喜真的能減少70％的死亡率，那代表兩千八百八十七人之中，有兩千零二十人可以免於死亡，也意味著子宮頸癌的死亡人數能減至八百六十七人。

假設以女性死亡人數六十六萬五千九百二十一人為分母，死亡減少人數的兩千零二十人為分子，可以得出330這個NNV值。換言之，每三百三十人接種子宮頸癌疫苗，就有一人可以免於因子宮頸癌死亡，這也是保蓓與嘉喜這兩款疫苗的真正實力。

接著讓我們計算更有效的嘉喜9。假設嘉喜9真的能減少90％的死亡人數，那麼在兩千八百八十七人之中，有兩千五百九十八人可以免於死亡，因子宮頸癌死亡的人數可降至兩百八十九人。

假設以女性死亡人數六十六萬五千九百二十一人為分母，死亡減少人數的兩千五百九十八人為分子，可以得出256這個NNV值。換言之，每兩百五十六人接種子宮頸癌疫苗，就有一人可以免於因子宮頸癌死亡，這就是嘉

第五章　該如何判斷是否需要接種疫苗

喜9這款疫苗的真正實力。

簡單來說，每三百三十人接種保蓓或是嘉喜，有一人可以免於因為子宮頸癌死亡，每兩百五十六人接種嘉喜9，就有一人可以倖免於難，至於99.5%以上的人接種與否，命運都不會改變。

另一方面，雖然例子不多，但有些人明明很健康，卻在接種之後產生嚴重的副作用，還因此深受後遺症所苦，換言之，得承受未蒙其惠，反受其害的風險。

看了上述的資料之後，各位讀者有什麼想法？有些人可能會覺得，每三百三十人就有一人或是每兩百五十六人就有一人能夠免於因子宮頸癌死亡的話，當然要接種，但有些人可能覺得，既然99.5%以上的人接不接種，結果都不會改變的話，誰要冒著副作用的風險接種。

我無法斷言哪邊的說法才是正確的，但覺得在接種子宮頸癌疫苗之前，應該先知道前面提到的這些資料。

是「公共衛生」重要，還是「個人權益」重要？

每當我提出這樣的數字，就會有人說「保蓓與嘉喜每年大約能拯救兩千人的生命，嘉喜9則可拯救約兩千六百人的生命，你這樣說，只會讓人不知道該不該接種疫苗，真的是很惡劣的行為耶」。

我在X（原Twitter）貼出上述的計算結果之後，從某些人的回覆來看，似乎把我看成冷酷的殺人犯，我當然也希望免於子宮頸癌死亡的人越多越好。

但是我們該注意的是，要減少這麼多的死亡人數，就必須讓所有適齡女性接種這一點。若是進一步來說，接種這類疫苗是否真的能夠讓死於子宮頸癌的人數減少，目前尚未得到證實，效果也有可能完全不如預期，也有可能對自己沒有半點好處，又怎麼能夠為了實現「減少子宮頸癌死亡人數」這個社會目標，就強調所有女性要接種疫苗呢。

「為了公共衛生，該不該犧牲個人的權益或是決定權」的這個問題，無法只透過醫學判斷，因為這個問題還與哲學、生命倫理學、宗教學、法學、社會學或是歷史學有關，都得經過又深又廣的討論，才能得出答案。儘管如此，醫學界卻堂而皇之地提出「所有人都接種，才能顧全大局」這種論調，讓我實在無法認同。

有可能「過度診斷、過度治療」的子宮頸癌

除了免於因子宮頸癌死亡這個目的，也有人認為為了預防子宮頸癌，應該接種疫苗。

的確，如果罹患了子宮頸癌或是子宮頸癌前病變，不是局部切除子宮出

口的頸部，就是得摘除子宮。對於想要生育小孩的女性，失去子宮絕對是難以承受之痛，也是最萬不得已的選項。

不過，所有與「子宮頸癌」有關的病變是否都攸關性命，是否都需要治療，應該還有可以討論的空間。

一如前述，罹患子宮頸癌的人數是子宮頸癌死亡人數的四倍左右，許多人也認為，這些人之所以能夠痊癒，主要是因為早期發現與早期治療，但我覺得就此斷言，似乎有些言之過早。

或許在罹患子宮頸癌的患者之中，真的有人因為早期發現與早期治療而撿回一命，但是，若發現的是不治療也不會危及生命的病變，應該不會選擇接受過度的醫療行為。下一章也會提到，這樣的現象在醫學界稱為「過度診斷與過度治療」。

事實上，大多數的癌症都是年齡越高，罹患率越高，死亡率也跟著攀高。不過，若從子宮頸癌的圖表來看，罹患率似乎是從二十幾歲之後開始增

子宮頸癌的罹患率與死亡率（日本女性）

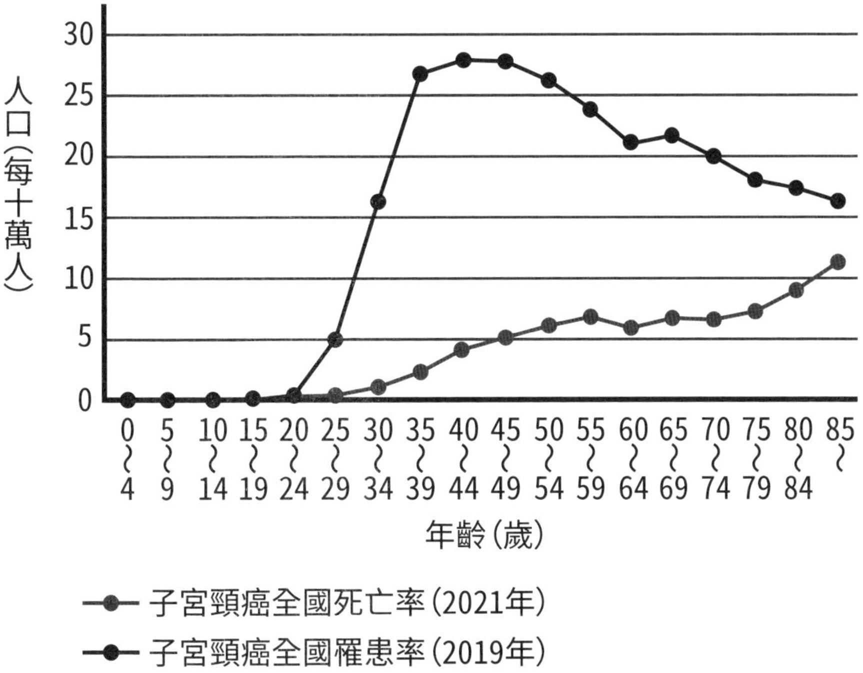

根據日本國立癌症研究中心、癌症情報服務（癌症登錄、統計）製圖

加，到四十幾歲附近抵達顛峰，之後再隨著年齡逐漸下降（請參考圖表）。

為什麼二十到五十幾歲的年輕世代會比較常被診斷出子宮頸癌呢？就我個人推測而言，許多女性有可能是在懷孕、健康檢查、或因異常出血等情況而接受檢查時，發現不會危及生命的病變。

如果我的推測成立，那麼在鼓勵接種子宮頸癌疫苗之前，日本婦產科學會是不是該先負起責任，確認有無患者因為過度診斷或是過度治療而受害呢？我覺得利用「一旦罹患子宮頸癌，就得動手術不可」這種心態讓民眾接種疫苗，本身就是一種危言聳聽，但願沒有女性因為多餘的擔憂與無用的治療而受傷。

不理想的資訊也該公布

這一章介紹了新冠疫苗、流感疫苗與子宮頸癌疫苗，而這些疫苗的共通之處在於，受惠的人都比想像中來得少。

第五章　該如何判斷是否需要接種疫苗

反之，雖然例子不多，但還是有可能因為接種疫苗而產生嚴重的副作用，尤其是新冠疫苗更是如此，浮上臺面的副作用報告可說是冰山一角，事實上，有可能早已擴大成難以想像的藥害。

如果真是如此，那麼「不打這些疫苗」也是不錯的選擇，甚至是聰明的選擇。

儘管如此，整個社會卻充斥著「接種疫苗是理所當然的事」這種風氣，只要在社交軟體上對疫苗的效果提出質疑，就會立刻被貼上「反疫苗」或是「公共衛生之敵」的標籤以及被撻伐，而在其中當然也包含醫師。

我認為，這些酸言酸語應該立刻停止，除了宣傳疫苗的優點之外，也應該公布副作用與後遺症的風險，或是NNV這類不利推廣疫苗的資訊，才能滿足「知情同意」這種基本權利。

除了前述的三種疫苗之外，現在的嬰幼兒比我們小時候接種了好幾倍的疫苗，但是這些疫苗真的都需要接種嗎？我們都無法取得判斷這件事的相關資訊。

我認為，一直以來，有心人士都為了避免對疫苗有所顧忌的民眾增加，而遮蔽了這些不利疫苗的資訊，但這種不公平的手法，也讓民眾越來越不相信醫學，我認為政府與醫學界的人，該早點注意到這點。

第六章

過度「依賴醫療」會短命

有濫用藥物嗎？

本書到這邊，雖然幾乎都是批判藥物的內容，但我的意思不是所有的藥物都是不好的，有些藥物的確能發揮神奇的效果，有些則是不可或缺的藥物。

比方說，被痛苦折磨的人就很需要布洛芬（Ibuprofen）或是洛索洛芬（Loxoprofen）這種 NSAIDs（非類固醇抗發炎藥物），或是用於緩解癌症疼痛的類阿片（Opioid、麻醉藥品止痛劑）都是其中之一，手術當然也不能少了麻醉藥。只要接受全身麻醉，幾乎所有的人都會失去意識，也不會因為被手術刀劃開肌肉而感到疼痛，所以麻醉藥可說是藥效奇佳的經典範例之一。

對於第一型糖尿病患者來說，能自行注射的胰島素也是不可或缺的藥物，因為可以透過這種藥物控制血糖值，癲癇患者則少不了抑制發作的抗癲癇藥物，風濕病、膠原病患者則少不了類固醇或是抗風濕藥物，肺結核、梅毒這類細菌感染症患者則少不了抗生素（抗菌藥）。

而這些藥物當然也有副作用，所以必須控制用量，一旦症狀緩解，就必須逐次減少用量，不能漫無目的地隨便使用。

比方說，NSAIDs會產生腸胃障礙、肝衰竭、腎衰竭、血壓上升、下降這類副作用，尤其年長者更有可能會出現消化道出血的問題，一旦因為頭痛而濫用，反而有可能會出現藥物過度使用性頭痛這種慢性頭痛的症狀。

類固醇雖然具有強烈的抗發炎、抑制免疫功能的效果，但是長期使用反而會容易感染細菌，也會因此罹患糖尿病、高血壓，骨頭有可能會變脆，也有可能因此失眠或是陷入憂鬱，但是，如果突然停止用藥，則會出現倦怠感、血壓過低、嘔吐、低血糖這類類固醇戒斷症狀，所以必須逐次減少用量。

此外，濫用抗生素會導致多重抗藥性細菌繁殖這個問題。抗生素是殺死細菌的藥物，對病毒是無效的，但從以前到現在，都一直以「避免引起細菌性肺炎」為由，以抗生素治療病毒引起的感冒，我們必須謹慎面對這種濫用的情況。

如果沒有某種藥物就會危及生命或是無法正常生活，那麼即使會產生副作用，也必須服用該藥物，但絕對不能毫無章法地濫用。

所以若有必要服藥，就應該依照需求，開立最低限度的藥物，如果不需要繼續服藥，就應該逐次減少用量。說得更直接一點，如果醫師遇到不需要服藥的患者，就應該負起責任，不開藥給患者，這也是醫師應該扮演的角色。

對新的醫療用品抱持觀望的態度

不過，就如前面提到的，許多藥物明明藥效不彰，又有副作用，卻還是被濫用，尤其是與「生活習慣病」有關的藥物，或是最近開發的疫苗，有更多這類的例子。

其實只要換個角度，就能將生活習慣病解釋為「年老現象」。一般來說，年紀越高的人，LDL膽固醇、血壓、血糖值上升的人越多。如果我們把這些疾病想成是年老的正常現象，或許就能夠先安慰自己「每個人都會老，所以會這樣也沒辦法」，但目前的情況是，大家一聽到這些現象是一種「疾病」，就會擔心得不得了。

前一章也提過，新冠、流感、子宮頸癌的疫苗真的有必要全體接種嗎？我們是不是也該尊重那些根據NNV的數據，決定「不接種」的人呢？

可惜的是，現在的社會風氣不是這樣，拒絕接種疫苗的人常常被批評為「反疫苗」的人，再加上只要公布藥效的極限或是副作用、後遺症，這些不利推廣疫苗的消息，接種的人就會減少，所以一直以來都不斷強調疾病有多麼可怕，或是閉口不提疫苗的風險，只提疫苗的優點。

讓患者感到不安，藉此創造需求是製藥公司的行銷策略之一，一旦患者內心的不安被煽動，就會急著接種風險未知的新藥或是新疫苗，一旦因此失去健康，也來不及後悔了。

所以不能盲目地擁抱新藥或是新疫苗。只要不是攸關性命的疾病，就應該等到新藥或是疫苗累積了足夠的臨床資料，確認安全性與效果之後，再判斷要不要接種。

觀察新藥品的發展是讓自己與家人遠離「藥害」的不二法門。

服藥的「真正目的」是什麼？

接下來還要介紹一個服藥後不會後悔的重點，那就是不要忘了服藥與接種疫苗的初衷。

如第一章所述，史他汀或是降血壓藥物的目的是預防心血管疾病與中風，使用糖尿病藥物（降血糖藥物）也是為了預防高血糖引起的三大併發症（糖尿病神經病變、糖尿病視網膜病變、糖尿病腎臟病變）、心血管疾病與中風這些疾病。

所以若因為服藥之後，LDL 膽固醇、血壓、血糖值下降，就放任自己暴飲暴食、不運動、肥胖、抽菸，或是不戒掉其他增加心血管疾病、中風風險的不良生活習慣，早晚還是會遇到心肌梗塞、中風這類疾病。

此外，這些藥物都有副作用，所以長期服用那些讓你覺得「數值降低，所以能夠放心」的藥物，反而有可能危害健康，甚至會讓壽命縮短。如果忘記用藥的初衷，就有可能發生這類本末倒置的事情。

所以除了醫師之外，患者也該知道服藥是為了預防哪些疾病，且服藥之後，又有多少比例的人可以得到好處。

可惜，一般大眾就連這點資訊都難以取得，因為就連本書提到的「預防疾病」都不是究極的目的。那麼，我們服藥的究極目的到底是什麼呢？

我認為是「盡可能讓每個人延長理想的生活」。

比方說，如果你一直很痛苦，沒辦法正常吃飯或是睡覺，每個人一定會覺得很絕望吧？所以這樣的人就會需要止痛藥，只要吃了止痛藥，就能開心地吃飯，也能睡個好覺的話，就能延長理想的生活。

如果服用史他汀或降血壓藥物能預防心血管疾病或中風，肯定能讓患者擁有想要的生活，因為一旦心臟衰竭或是中風癱瘓，生活就會變得極度不便，所以能預防心血管疾病或是中風找上門，是再理想不過的事了。

但是也如第一章所述，史他汀或是降血壓藥物的效果其實並不如預期，沒有心血管疾病或是中風病史的人，以及稍微超過標準值的人服用，幾乎沒有半點好處可言。

就算這類藥物真的有預防心血管疾病或是中風的效果，也不代表服藥就一定能讓「患者延長理想生活」。

如果我們只將注意力放在罹患疾病的風險，難免會覺得不安，也會不由自主地想要服用那些根本就不需要的藥物，但這麼一來，豈不是本末倒置了嗎？

透過藥物重新檢視自己的人生

不管什麼藥物都有副作用，而你願意冒著副作用的風險服藥，延長理想的生活嗎？我覺得在服藥之前，應該先思考這個問題。

然後「延長理想生活」這句話其實也十分曖昧，也很難「量化」，因為每個人心目中的「理想」都不一樣，不同價值觀的人，對於「理想」的定義也都不一樣。

比方說，不動腦部手術就有可能會喪命，但要治好大腦的話，就一定會傷到大腦將指令傳送給左手的區塊。對於那些「不管會出現什麼後遺症，都希望能夠活下來」的人來說，就算左手再也不能動，還是會希望接受手術，但是對於以彈吉他作為生存意義的人來說，左手不能動等於再也不能彈吉他了，或許就會寧可讓自己的壽命縮短，也不會願意接受手術。

讓我們也來思考進入長照中心，接受照顧的年長者的情況吧。有些長輩可能會因為新冠疫情而不希望孫子來長照中心看望自己，但是對於一個月只能見到孫子一面的人來說，要是長照中心因為害怕群聚感染而禁止孫子來訪，這位長輩有可能會喪失生存意志對吧？

到底生存的意義為何？每個人的價值觀都不同，對於健康的看法也不一樣。要透過統計量化這類模糊的概念是非常困難的，到底該怎麼做，才能證明藥物與疫苗能「讓人擁有理想的生活」呢？

就算疾病的死亡率下降，也不代表「總死亡率」下降

在醫學統計資料之中，有所謂的「總死亡率（全死亡率、全因死亡率，All-cause mortality）」這種指標，而這種指標常被當成臨床試驗的「究極評估項目」。雖然這個指標無法形容前面提到的「理想生活」，卻能正確地量化

作為統計對象的人活了多久與死了多久。

所謂的總死亡率是指各種死因的死亡率。實施「隨機對照試驗（RCT）」比較實驗組與對照組，再追蹤一段時間之後，若發現實驗組的總死亡率下降，就能說該藥物「延長了受測對象的理想生活」。

若問為什麼總死亡率會是究極的評估項目，是因為就算某種疾病在經過檢查、投藥治療或是手術之後痊癒，或是這種疾病的死亡率（該疾病特有的死亡率）下降，也不代表總死亡率就會下降。

下面舉例一個極具代表性的例子。美國國家心肺血液研究所（National Heart, Lung, and Blood Institute, NHLBI）曾針對心血管疾病風險特別高的第二型糖尿病患者實施了臨床試驗，其中將這類患者分成兩組，一組是讓糖化血色素（HbA1c）降至6．0％以下的「嚴格治療組」，另一組則是讓其穩定停留在7％左右的「標準治療組」，藉此比較治療效果（糖化血色素，HbA1c，反映過去一到兩個月血糖值的血液檢查值，若要讓血糖恢復正常，通常會將目標值設定為低於6．0％）。

若問為什麼實施這項臨床試驗，是因為專家認為透過一些治療讓血糖值嚴格下降至標準值，糖尿病就會痊癒。直到現在，都還有不少醫師相信這個說法。

到了二〇〇八年之後，美國國家心肺血液研究所提出了中程報告，其中包含了顛覆常識的資料，也對醫學界造成莫大衝擊。這項報告指出，嚴格治療組的總死亡率高了約兩成，所以臨床試驗也宣布中止。

自此，醫學界在治療高齡者的糖尿病時，便不再強調降低血糖值，而是盡力讓血糖穩定，避免出現低血糖的症狀。

至於日本這邊，日本糖尿病學會與日本老年醫學會的共同委員會也在二〇一六年公布控制高齡者血糖的目標，並且針對認知正常，ADL（日常生活動作）能夠自理的人，設定了HbA1c低於7．0％的寬鬆基準值（若是正在服藥治療嚴重低血糖的人，六十五到七十五歲的基準值為低於7．5％，七十五歲以上的基準值則是低於8％）。

服用「抗癌藥物」不代表能夠「延長生命」

接著要再舉一個典型的例子。那就是「抗癌藥物」（癌症藥物治療）。在過去，抗癌藥物因為具有讓腫瘤變小或是消失的「效果」，所以得到政府的許可，得以製造與銷售。

以胃癌或是大腸癌這類固態腫瘤為例，如果在檢查之後，發現腫瘤完全消失，代表抗癌藥物「完全反應」，如果腫瘤縮小30％以上，代表「部分反應」，如果縮小了20％到30％，代表「疾病穩定」，如果腫瘤放大了20％以上，則代表這款藥物讓癌症「惡化」。

完全反應的患者與部分反應的患者加總之後的比例稱為「反應率」。比方說，患者在接受某種抗癌藥物治療之後，完全反應的患者有5％，部分反應的患者有25％，那麼這款抗癌藥物的反應率就為30％。

因為腫瘤變小或是消失，所以認定「抗癌藥物確實奏效」，但是光以反應率評估抗癌劑的效果並不適當，因為，就算癌症看起來變小或是消失，那些無法被抗癌藥物殺死的癌細胞終究還是存在著，腫瘤還是有可能變大。

因此，在利用抗癌藥物治療時，有所謂的「第一線」、「第二線」、「第三線」，也就是一旦抗癌藥物失效，腫瘤再度變大時，就會替換抗癌藥物繼續治療。

此外，有些抗癌藥物有危及生命的副作用，所以就算能讓癌症縮小或消失，身體也有可能因為承受不了抗癌藥物的毒性，而無法延續生命，有些人甚至會因為這類毒性而死亡。

許多人認為，明明這些事實擺在眼前，卻只憑反應率給予製造銷售許可非常不合理，所以新申請的抗癌藥物都必須證明具有延續生命的效果。

當身體因為癌症病情惡化或是治療副作用而耗弱，藥物的毒性往往會高於藥效，所以大部分的人都認為，「停止服用抗癌藥物」的時間點非常重要。如果醫師建議以抗癌藥物治療時，除了請教醫師反應率之外，還應該請教醫師：

・平均能延續生命多久？
・有多少人因為這種抗癌藥物而延續生命？
・會產生多少副作用？
・在什麼樣的身體狀況之下需要停藥？

清楚這些問題的答案之後，再接受抗癌藥物的治療。若是一般的固態腫瘤，通常很難根治，所以就算抗癌藥物會產生嚴重的副作用，年輕人還是有可能願意賭一把，但是年紀越大，副作用造成的傷害就越深，越有可能造成生活不便。

堅持以治療指南規定的標準療程治療的醫師，越有可能要求適合的患者接受抗癌藥物治療，但是我覺得醫師應該先清楚說明前述的資訊，讓病人有機會做出「如果藥效只有這樣，但要承受那麼嚴重的副作用，那就不要接受抗癌藥物治療」的選擇。

簡單來說，服用這類藥物有可能讓血液檢查的數值變好，以及預防疾病或是改善病情（癌症腫瘤變小），也有可能讓壽命縮短。

會奪命的不只是「疾病」

那麼到底該不該接種新冠疫苗呢？鼓勵接種的醫師總是一再強調「疫苗能有效預防新冠的重症」、「疫苗能減少新冠的死亡人數」。

假設「新冠」的重症病例或是死亡病例真的減少，但是疫苗的毒性卻讓總死亡率不降反升，這豈不是本末倒置嗎？真實情況就如前一章所述，日本在開始施打疫苗之後，新冠的死亡人數反而增加，日本國內的整體死亡人數也跟著增加。

我覺得就是因為人們將所有注意力放在「新冠疫情」，才會導致總死亡率上升，也就是日本人的平均壽命縮短。

我們吃藥的時候，通常是為了治療某種疾病，但是會讓我們喪命的因素非常多，除了疾病之外，車禍或是經濟問題都有可能讓我們失去生命。

要讓總死亡率下降，就必須全面考量上述因素，但我覺得在新冠疫情爆發之後，整個日本社會都忘了這個基本概念。

「早期發現，早期治療」的盲點

為了讓「患者擁有理想的生活」，我覺得除了了解藥物與疫苗，也應該進一步了解檢查方式。

例如，我們就該對「癌症健康檢查」多一點了解。許多人都知道，「早期發現，早期治療」是治療癌症的關鍵，但是「接受癌症健康檢查就能延長壽命」這件事，沒有科學實證。

早期發現、早期治療是治療癌症的關鍵，這點是源自趁著癌症還小，動手術切除之後，就更有機會完全痊癒的概念，但是實際情況不一定是這樣。

比方說，檢查糞便是否混了血液的「糞便潛血檢查」在經過各種優質的臨床試驗（RCT）之後，被證實是最能篩檢大腸癌的檢查方式，如果定期接受「糞便潛血檢查」就能「降低大腸癌的死亡率」，政府也大力推薦民眾接受大腸癌篩檢，但是沒人知道這樣能不能讓「總死亡率降低」。

假設接受篩檢、檢查、治療、接種疫苗的人與不接受的人各一千人，那麼這兩組人會有什麼命運呢？其實網路上找得到相關的RCT資料。

德國的馬克斯普朗克人類發展研究所經營的「Harding Center for Risk Literacy」網站有「Fact Boxes」這個頁面。

這個頁面提到，讓四十五歲以上的一千名對象隔一年或隔兩年接受糞便潛血檢查，連續接受九到三十年之後，發現死於大腸癌的人從七人減少至六人，換言之，就連被視為最有效的大腸癌篩檢，也不過是每一千人有一人受惠的實力而已。

另一方面，十二名偽陽性（沒有癌症，卻檢查出癌症）的受測者進行不必要的追蹤檢查（例如內視鏡檢查），之後，發現有六名是偽陰性（明明是大腸癌，卻出現未罹患癌症的結果）。如果這是真的，恐怕這項篩檢危及了某些受測者的健康，甚至是讓受測者縮短了壽命。

乳癌篩檢的有效性也一直遭受質疑。讓五十歲以上的一千名女性連續十一年接受乳房專用的乳房X光攝影檢查之後，死於乳癌的人數從五人降少至四人，但是有資料指出，在這一千位受測者之中，約有一百人是偽陽性，而且這些人都接受了乳房穿刺切片檢查。

光是這些檢查就足以對患者的生理與心理造成嚴重傷害，但是「Fact Boxes」也提到「有五位受測者因為非進行性的乳癌而部分切除或是完全切除乳房」。換句話說，乳癌篩檢的確讓每一千人中有一人免於因為乳癌而死亡的結果，卻讓五個人接受了不必要的手術。

一直以來，粉紅絲帶乳癌防治運動都不斷地強調乳癌防治的重要性，也不斷地以「治療癌症的關鍵在於早期發現，早期治療」作為宣傳口號，大眾對於這類口號也已習以為常，但是在看了「Fact Boxes」的資料之後，也有不少人開始質疑這類口號。

不過，「Fact Boxes」的這些資料並非空穴來風。歐美國家在篩檢癌症時，一樣會進行 RCT 測試，也就是將受測者分成實驗組與對照組，藉此檢驗安全性與有效性，而這些嚴謹的檢驗結果是明明白白的事實，最終也會上傳至上述的「Fact Boxes」，只是我們都未被告知這些事實而已。

也有「不會危及性命的癌症」

為什麼持續接受篩檢，受惠的人數卻這麼少呢？以及為什麼會出現這麼多因為偽陽性而接受多餘檢查與治療的人呢？這是因為我們命名為「癌症」的細胞或是病變，不一定都會危及性命。

雖然我們把這些細胞或是病變都稱為「癌症」，但簡單來說，癌症大致可分成四種，分別是「發展迅速的癌症」、「緩慢發展的癌症」、「發展極為緩慢的癌症」與「完全不會發展的癌症」。（H. Gilbert Welch 著，北澤 京子譯，《過剰診断　健康診断があなたを病気にする（暫譯：過度診斷：我知道「早期發現、早期治療」，但是，我真的有病嗎？）》，筑摩書房，二〇一四年十二月初版）

「發展迅速的癌症」顧名思義是會迅速成長的癌症，所以當在進行癌症篩檢並發現癌症的時候，病情早就已經不斷惡化，再怎麼治療也回天乏術，所以發展迅速的癌症無法透過篩檢的方式治療。

反觀「發展極為緩慢的癌症」與「完全不會發展的癌症」則通常不會危及性命，所以若只是因為在篩檢的時候發現就選擇治療，就算是過度治療。

前面提過，這種發現不需要發現的病變，治療不需要治療的病變的行為，在醫學界稱為「過度診斷、過度治療」。

真正適合癌症篩檢的是，直到生命結束之前都會慢慢惡化的「緩慢發展的癌症」，如果是這種癌症，那麼早期發現或許能夠撿回一命，不過，若是時日無多的高齡患者，有可能在癌症奪走生命之前就先壽終正寢，所以就算是「緩慢發展的癌症」，也有可能發生過度診斷與過度治療的問題。

針對「攝護腺癌」患者進行大規模調查之後產生的衝擊

或許大家會覺得「真的有那麼多過度診斷與過度治療的癌症嗎？」，還真的有，堪稱權威的《新英格蘭醫學雜誌（The New England Journal of Medicine, NEJM）》就於二〇二三年三月刊載了下面這篇論文。

英國的研究團隊將一千六百五十位在接受PSA篩檢之後，發現攝護腺癌的五十到六十幾歲的受測者，分成「監視療法組」、「手術組」與「放射線治療組」之後，透過RCT的方式比較這三組於十五年之後的死亡率（PSA，一種攝護腺特異抗原。若是罹患攝護腺癌，這個血液檢查值有相當的機率會上升）。

令人驚訝的是，不管是哪種治療方式，十五年後的攝護腺癌死亡率幾乎不變，而且因攝護腺癌而死亡的受測者四十五人，占整體的比例約為2．7％，僅監視治療組的受測者的病情略有惡化而已。在這項研究之中接受監視療法的受測者有四分之三因為癌症惡化而接受手術或是放射線治療，所以不是所有的攝護腺癌都不需要治療。

不過，約有四分之一（24．4％）的受測者未開刀，也未經放射線治療，還是活了十五年。從這個結果可以知道，就算在接受PSA篩檢之後發現攝護腺癌，也有相當的比例是「發展極度緩慢」或是「完全不會發展」的癌症類型。

話說回來，解剖死因非攝護腺癌的高齡男性便會發現，有20到40%左右的人都有攝護腺癌，這種攝護腺癌就稱為「潛伏性攝護腺癌（Latent Cancer）」，這也意味著，真的有癌症不會危及性命。

由此可知，在各類型的癌症之中，適合透過篩檢發現的「緩慢發展的癌症」比我們想像來得少，若是因為發現了不需要發現的病變而接受多餘的治療，有可能未蒙其惠，反受其害。

接受癌症篩檢的好處與過度診斷、過度治療帶來的壞處兩相抵銷之後，導致總死亡率沒有下降，這也意味著接受癌症篩檢不代表就能長命百歲。

沒有科學實證證明接受健康檢查能讓我們延長生命

除了篩檢之外，也沒有科學實證指出健康檢查能讓我們長命百歲。

前面提到的「Harding Center for Risk Literacy」網站的「Fact Boxes」頁面有「一般健康檢查（General Health Checks）」這個項目。其中提到了一千名四到二十二年定期接受健康檢查的人，與一千名完全不接受健康檢查的人的比較結果。比較結果如下：

- 兩組死於心血管疾病的人都是三十二人
- 兩組死於癌症的人都是二十六人
- 兩組因為各種原因而死亡的人都是六十八人

換言之，就算定期接受健康檢查，也沒有人因為檢查而受惠。其實歐美國家之前就曾經多次進行臨床試驗，比較定期接受健康檢查的人與不接受健康檢查的人，也早就知道健康檢查無法讓人長年百歲的事實。

反觀日本，各行政區不管是健康檢查還是職場健檢，都是行禮如儀般地進行，甚至有許多醫療機構都以「全身徹底檢查的健康檢查」為賣點，明明這些健康檢查是否有效都還未經驗證，這些在正常人身上找出「異常」的檢查卻如此盛行，而這就是日本目前的情況。

前述的「Fact Boxes」也提到了下列的內容。

「一般的健康檢查只能測到微幅上升的血壓或是膽固醇。明明這些檢查結果不會造成什麼影響，卻有可能因此進行後續的治療。這等於過度診斷。」「Fact Boxes」也提到，若是接受健康檢查，通常會找到原本不需要治療的「異常」，也有可能因此服用不必要的藥物。

全身健康檢查的結果為「沒有任何異常」的機率為5．6％

此外，還有下列這種調查結果。日本健康檢查學會與日本醫院會於二〇一五年一起進行了某項調查，其中指出，身高、體重、血壓、血液檢查這類基本檢查項目完全沒問題的人只有「5．6%」而已（讀賣新聞Online YomiDr.，「全身健康檢查「無異常」為有史以來新低的5．6%」（暫譯），二〇一六年十月十四日）。

大家會如何解釋這個數字呢？有些人可能會大吃一驚，得出「原來日本人這麼不健康啊」的結論。

不過，全身健康檢查的基本項目共有十四項，其中包含身高、體重、血壓、心電圖、胸部X光、血液檢查、尿液檢查，而血液檢查又分成二十三項，這不禁讓我覺得，這麼多種項目都能「沒有異常」的話，反而是種奇蹟。

反過來說，只要接受全身健康檢查，約有95%的人都會發現「異常」。雖然這些「異常」不一定代表得進一步檢查或是治療，但是若無法透過飲食、運動或是調整生活習慣的方式，改善這些異常的數值，有可能會被醫生建議服藥。

此外，若是有很多個檢查項目出現異常，就有可能得服用多種藥物，然而這樣又會衍生其他問題，因為服用的藥物變多，就更容易出現副作用，也更有可能危害健康。

不依賴藥物也能長壽

一般認為，同時服用的藥物「不要超過五種」，因為有調查結果指出，一旦超過五種，就更容易出現藥害。（秋下雅弘，《薬は5種類まで　中高年の賢い薬の飲み方（暫譯：藥物不要超過五種，中高年人聰明的用藥習慣）》，PHP 新書，二〇一四年三月初版）

其中也提到誤將服藥造成的身體不適當成疾病，結果服用更多藥物的現象。這就是所謂的「串聯性投藥」（Prescribing Cascade）。

例如本書開頭提到的 NSAIDs（非類固醇抗發炎藥物）有讓血壓上升的

副作用。曾有醫師在接受採訪的時候告訴我，有患者因為沒注意到這種副作用，而被診斷為「高血壓」，還因此被加開降血壓藥物。

如果你或是你的家人長期服用多種藥物，也覺得這些藥物的副作用害你們失去活力或是身體不適，不妨與熟悉的醫師商量，試著「減少藥量」。

此時的重點在於替藥物排出「優先順序」。我在撰寫《医者が飲まない薬 誰も言えなかった「真実」（暫譯：醫師不吃的藥　誰也說不出口的「真相」）》（寶島社，二〇二三年三月初版）的時候，曾與長尾和宏醫師（前長尾診所名譽院長）對談，得到了我也能接受的說法。

哪些藥物一定要服用，哪些藥物不一定要服用，只要與醫師商量，決定藥物的優先順序，就能知道先從哪種藥物開始停止服用。長尾醫師告訴我，此時的重點在於不要突然斷藥，而是要以半錠、四分之一錠這種比例慢慢減少，同時觀察減藥的情況。不管是哪位醫師，最先減少藥量的藥物就是史他汀。尤其沒有心血管疾病、中風病史，以及沒有肥胖、高血壓、高血糖、吸菸這類風險的女性，與醫師商量之後，通常可以先停掉史他汀這種藥物。

最後請以「零用藥」為目標。或許大家會覺得「真的有人可以在到了一定年紀之後，也不需要服藥嗎？」，但根據長尾醫師的說法，有些人即使活到了九十幾歲，也未服用任何藥物。由此可知，就算不依賴藥物，也可以長命百歲。

我的意思不是要大家拒絕癌症篩檢或是健康檢查，因為的確有些人因為接受癌症篩檢與健康檢查之後撿回一命，也有人因此找到必須治療的疾病。

我真正想說的是，若在接受健康檢查或是更精密的全身健康檢查之後，找到不需要治療的異常，有可能因此被當成「病人」，過著必須依賴藥物的人生。如果想接受癌症篩檢、健康檢查或是精密的全身健康檢查，就必須知道什麼是過度診斷與過度治療，以及相關的風險有多高。

此外，我覺得正常人不需要冒著過度診斷與過度治療的風險，定期接受檢查，至少不要批評那些不願接受癌症篩檢、健康檢查或是全身健康檢查的人，或是將他們形容成一群「不注重健康」的人。

我的原則是一旦身體出現明顯異常、病情似乎不會自行好轉，或是某個症狀一直不見改善，甚至是惡化時，就應該前往醫療機構接受診治。

總之我想要請大家放下「相信醫療，就能得到理想結果」這種成見，並且只在「想要活得像自己的時候才尋求醫療的幫助」，雖然這個建議沒有任何科學實證，但我堅信這麼做能延長「活得像自己的時間」，而且從結果來看，也能延長健康壽命。

結語
遇見值得信賴的家庭醫師的七項原則

遇見值得信賴的「家庭醫師」能讓我們避開過度醫療的泥沼。而哪些醫師值得信賴呢？最後我試著總結了七項原則。

原則一　不會立刻要求「檢查」，而是先仔細地問診或觸診

或許是因為現代的檢查技術太過發達，許多人都覺得透過機器進行檢查，比早期的問診或是觸診更加精準確實，但是要找出潛在的疾病，就必須了解患者的症狀、病史、家庭病史或是生活習慣，就算之後還是要透過機器檢查，這麼做也能提升診斷的精準度。

所以，動不動就說「立刻進行檢查」的醫師不值得信賴，因為這樣有可能會找到不需要治療的「異常」，或是被迫接受不需要的藥物與手術。請大家選擇細心看診的醫師，而不是只仰賴機器檢查的醫師。

原則二　不需要開藥時就不開藥

雖然很多人都是為了「拿藥而去醫院」，但是醫師的工作不是開藥。正確地根據患者的主訴進行診斷，再判斷是否需要開立藥物或是進行更專業的治療，是家庭醫師該扮演的角色。

或許有些人會覺得不開藥的醫師「很小氣」，但我覺得謹慎開藥，並且不願開立無用藥物的醫師才是「名醫」。

原則三　在開藥之前，先針對患者的生活習慣提出建議

經常隨著年紀增長而出現的高血壓、血脂異常症、糖尿病、失眠、癌症、心血管疾病、中風、失智等等疾病或症狀，通常與暴飲暴食、營養失調、運動不足、過度腫胖、吸菸、飲酒這類生活習慣有關。

這些疾病只要調整生活習慣就能預防與改善，所以一定要找到懂得要求患者改善生活習慣，而不是立刻開藥的醫師。

原則四　會對服用多種藥物的患者提出減藥建議

服用的藥物越多種，越有可能出現藥害。大部分服用多種藥物的患者都是一次看很多位醫生，所以建議大家把所有正常服用的藥物拿給「你最信賴」的醫師看看。

接著請醫師幫忙決定這些藥物的優先順序，看看該從哪種藥物開始停藥。最理想的情況就是與家庭醫師一起達成「零用藥」這個目標。

原則五　就算有新藥問世，也以有口碑的舊藥為優先

有些醫師特別喜歡開新藥，但是新藥不代表藥效比較好。假設醫師願意優先開立有口碑又便宜的舊藥，代表這位醫師值得信賴。

原則六　需要專業醫療時，願意介紹自己最信賴的專科醫師

有些疾病需要更專業的治療。懂得分辨這些疾病，並在適當的時候，將患者轉介到專門的醫療機構，是社區醫師與家庭醫師的職責。

如果是會跟患者說「我的話，我會請這位專科醫師幫我動手術」，然後將這位專科醫師介紹患者的家庭醫師，我認為這樣的醫師很值得信賴。

原則七　具有同理心，願意「照顧」患者

我曾多次採訪有口碑的名醫，而這些名醫無一例外，都會一邊觸診，一邊傾聽患者的訴求，這真的是一種「貼心的照顧」。

最近的醫療界都會故意強調疾病的風險，讓患者感到不安，但我認為，貼近患者的心情，試著安撫患者才是醫療的目的。

我聽說，最近有許多醫師只盯著電子病歷，完全不與患者的視線交會。請大家務必找到願意看著患者的眼睛，一邊觸診，一邊傾聽患者的訴求，讓患者獲得「擁有全新生活」希望的醫師。

要讓整個社會不再依賴過度的醫療，除了醫師要改變心態，患者也必須調整心態，但願本書能成為推動這些改變的契機。

最後要在此感謝給予本書出版機會的寶島社，以及該公司書籍局第三編輯部總編宮川亨以及相關的人士，還要感謝眾多願意接受採訪的醫師。

鳥集徹

結語　遇見值得信賴的家庭醫師的七項原則

藥命真相

隱藏在藥效、疾病、疫苗背後的祕密

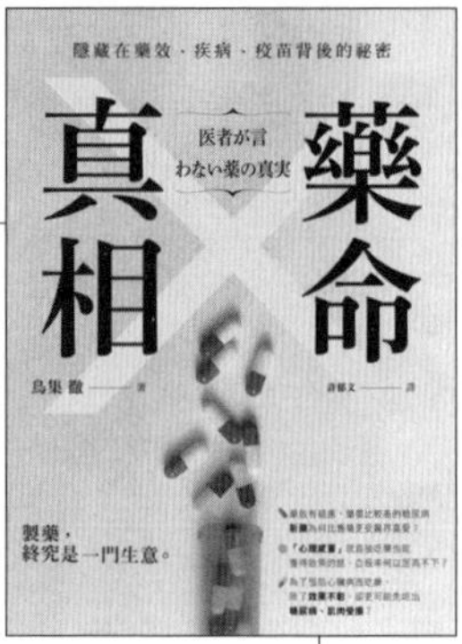

作　　者　鳥集 徹
譯　　者　許郁文

發 行 人　林敬彬
主　　編　楊安瑜
編　　輯　林佳伶
封面設計　陳語萱
內頁編排　方皓承
行銷經理　林子揚
行銷企劃　徐巧靜
編輯協力　陳于雯、高家宏

出　　版　大都會文化事業有限公司
發　　行　大都會文化事業有限公司
11051 台北市信義區基隆路一段 432 號 4 樓之 9
讀者服務專線：（02）27235216
讀者服務傳真：（02）27235220
電子郵件信箱：metro@ms21.hinet.net
網　　　址：www.metrobook.com.tw

郵政劃撥　14050529 大都會文化事業有限公司
出版日期　2024 年 09 月初版一刷
定　　價　380 元
I S B N　978-626-98487-1-3
書　　號　Health⁺205

國家圖書館出版品預行編目（CIP）資料

藥命真相：隱藏在藥效、疾病、疫苗背後的祕密 / 鳥集 徹著；許郁文譯 . -- 初版 -- 臺北市：大都會文化事業有限公司 ,2024.09
208 面；17×23 公分 . -- (Health⁺205)
ISBN 978-626-98487-1-3(平裝)

1. 藥品 2. 藥品 3. 常識手冊 4. 老年醫學

418.2　　113006572